AF454301

PETITE BIBLIOTHÈQUE MÉDICALE

———

MANUEL

DE

L'HERBORISTE

LIBRAIRIE J.-B. BAILLIÈRE & FILS

ANDOUARD. — **Nouveaux Éléments de pharmacie**
3° *édition*. 1 vol. in-8 de 950 pages, avec 150 figures. . . 16 fr.

BONAMI. — **Nouveau Dictionnaire de la santé**, comprenant
la médecine usuelle, l'hygiène journalière, la pharmacie domestique et
les applications des nouvelles conquêtes de la science à l'art de guérir.
1 vol. in-8 de 950 pages, avec 704 figures . . . . 16 fr.

CAUVET. — **Nouveaux Éléments d'histoire naturelle
médicale.** 3e *édition*. 2 vol. in-18 jésus, avec 822 figures. 12 fr.

— **Nouveaux Éléments de matière médicale** 2 vol. in-18
jésus de 1730 pages, avec 701 figures . . . . . 15 fr.

— **Cours élémentaire de Botanique**. 1 vol. in-18 jésus,
783 pages avec 777 figures, cart. . . . . 10 fr.

FERRAND (A.). — **Traité de thérapeutique médicale**, ou
Guide pour l'application des principaux modes de médication à l'indi-
cation thérapeutique et au traitement des maladies. 2e *édition*. 1 vol.
in-18 jésus de xxiv-902 pages, cart. . . . . 9 fr.

FERRAND (E.). — **Aide-mémoire de pharmacie**, vade-mecum
du pharmacien à l'officine et au laboratoire. 4e *édition*. 1 vol. in-18
jésus de xiv-816 pages, avec 188 fig., cart. . . . . . . 7 fr.

GALLOIS (N.) — **Douze cents Formules** favorites des médecins
français et étrangers. 4° *édit on.* 1 vol. in-32 de xxviii-662 pages,
cartonné . . . . 3 fr. 50

GUBLER. — **Commentaires thérapeutiques du Codex
medicamentarius.** 3° *édition.* 1 vol. grand in-8 de xxiv-1061
pages, cart . . . . 16 fr.

GUIBOURT et PLANCHON. — **Histoire naturelle des drogues
simples** ou Cours d'histoire naturelle professé à l'École de pharmacie de Paris. 7e *édition.* 4 vol. in-8, avec 1077 figures . . 36 fr.

HÉRAUD. — **Nouveau Dictionnaire des plantes médicinales.** 2e *édition.* 1 vol. in-18 jésus de 624 pages, avec 273 figures,
cartonné . . . . 6 fr.

JEANNEL (J.). — **Formulaire officinal et magistral inter-
national.** 4° *édition.* 1 vol. in-18 jésus de 1044 p., cart. 6 fr. 50

PIESSE. — **Des Odeurs, des parfums et des cosmétiques,**
2e *édition.* 1 vol. in-18 jésus de xxxiv-580 pages, avec 92 fig. 7 fr.

SAINT-VINCENT. — **Nouvelle Médecine des familles** à la
ville et à la campagne. 8e *édition.* 1 vol. in-18 jésus de 456 pages,
avec 142 fig., cart. (*Bibliothèque des Connaissances utiles*). . 4 fr.

SOUBEIRAN. — **Nouveau Dictionnaire des falsifications**
et des altérations des aliments, des médicaments et de quelques produits employés dans les arts, l'industrie et l'économie domestique.
1 vol. gr. in-8 de 640 pages, avec 218 figures, cart. . . . 14 fr.

MANUEL

DE

L'HERBORISTE

COMPRENANT

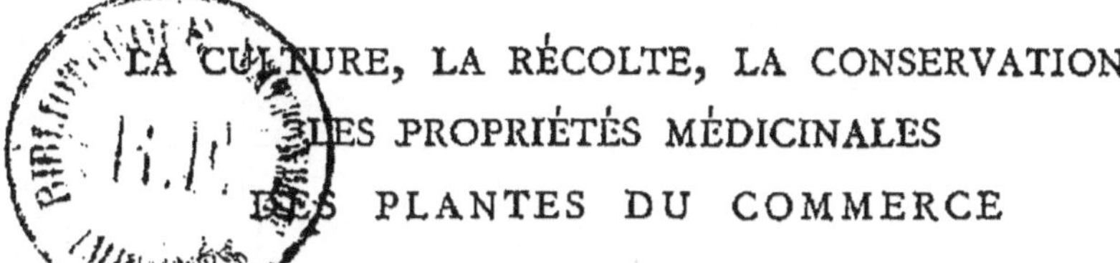

LA CULTURE, LA RÉCOLTE, LA CONSERVATION
LES PROPRIÉTÉS MÉDICINALES
DES PLANTES DU COMMERCE

ET UN

DICTIONNAIRE DES MALADIES ET DES REMÈDES

PAR

Le Docteur M. RECLU

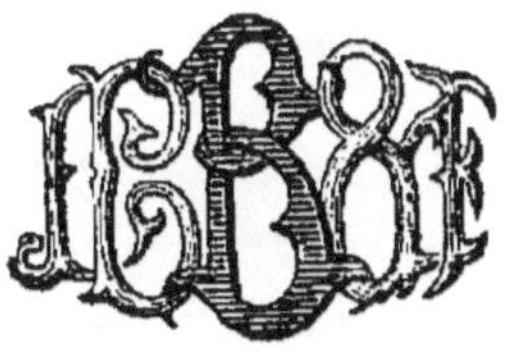

PARIS

LIBRAIRIE J.-B. BAILLIÈRE & FILS

RUE HAUTEFEUILLE, 19, PRÈS DU BOULEVARD SAINT-GERMAIN

—

1889

PRÉFACE

L'homme emprunte aux trois règnes de la nature les substances à l'aide desquelles il combat les maladies : mais c'est le règne végétal qui de tout temps a tenu la plus large place dans cet arsenal thérapeutique. De nos jours, il est vrai, bon nombre de médecins réservent leurs faveurs à certains principes extraits des plantes, au lieu d'employer celles-ci en nature. Cet engouement ne doit pas faire oublier que la plante entière a souvent une action différente de celle des principes qui en sont tirés : voilà pourquoi les plantes médicinales, les *simples* comme les appelaient nos pères, auront toujours une utilité incontestable.

La *Première Partie* de ce livre traite des règlements qui régissent l'exercice de la profession et des poids et mesures qui sont en usage.

La *Deuxième Partie,* renfermant tous les renseignements désirables sur le maniement des simples, intéressera non seulement les herboristes, mais aussi ceux qui, sans en faire métier, se livrent à leur étude par goût, ou pour avoir sous la main quelques remèdes de première nécessité ; elle pourra encore être utile aux médecins praticiens, surtout à ceux qui, exerçant à la campagne, loin d'une officine, recourent de préférence à une thérapeutique simple et économique. Là, en effet sont passés en revue les divers procédés de culture qui conviennent aux plantes médicinales, les époques de l'année et les heures du jour où leurs diverses parties doivent être recueillies, les soins qui doivent présider à leur dessiccation et à leur conservation : de leur observation rigoureuse dépend l'efficacité des végétaux.

La *Troisième Partie* est un tableau clair, précis, méthodique, qui résume à propos de chaque plante considérée isolément, les noms qu'elle porte dans le langage ordinaire, les caractères de port, couleur, odeur, saveur, etc., qu'elle présente quand elle est de bonne qualité, les lieux qu'elle habite à l'état sauvage, l'exposition et le terrain qu'elle réclame, ses propriétés médicinales, ses usages à l'intérieur et à l'extérieur, les doses auxquelles elle doit être employée, en un mot toutes les particularités qui la concernent. L'ordre alphabétique eût été irrationnel ici, parce que les plantes d'une même famille, ayant presque toujours des vertus analogues, doivent être rapprochées les unes des autres : mais la table alphabétique qui termine l'ouvrage rendra les recherches faciles et rapides.

Enfin la *Quatrième Partie* est, pour ainsi dire, l'application des notions qui précèdent. C'est un dictionnaire des maladies et des remèdes, expliquant la nature et le siège de chaque maladie, énumérant les signes qui la font reconnaître, indiquant les moyens *d'origine végétale* propres à la combattre.

De nombreuses figures accompagnent le texte et complètent la description des plantes.

Dʳ M. Reclu.

MANUEL DE L'HERBORISTE

PREMIÈRE PARTIE

GUIDE LÉGAL DE L'HERBORISTE

I

EXERCICE DE LA PROFESSION

Aux termes de la loi du 31 germinal an XI, et de l'arrêté du 25 thermidor an XII (11 avril 1803 et 13 août 1805), nul ne peut exercer la profession *d'herboriste* sans avoir subi un examen sur la connaissance des plantes médicinales et sur les précautions nécessaires pour leur dessiccation et leur conservation.

Dans les départements où sont établies des écoles de pharmacie, cet examen est fait par le directeur, le professeur de botanique et l'un des professeurs de médecine; ailleurs il se passe devant un jury composé d'un professeur de médecine délégué et de deux pharmaciens adjoints. Les frais d'examen sont de 50 francs à Paris, de 40 francs dans les autres écoles et devant les jurys. Il est délivré à l'herboriste un certificat d'examen qui doit être enregistré à la municipalité du lieu où l'herboriste s'établit; à Paris, l'enregistrement se fait à la Préfecture de police.

Chaque année, tous les herboristes reçoivent, une ou plusieurs fois, la visite de professeurs de botanique ou de pharmaciens, chargés de constater la qualité des plantes mises en vente: ils paient 4 francs pour droit de visite.

Les herboristes ne doivent vendre aucune préparation médicamenteuse.

II

POIDS ET MESURES USITÉS EN FRANCE

1° RAPPORTS DE LA LIVRE AVEC LES POIDS DÉCIMAUX

Les rapports *exacts* de la livre avec le gramme, pris pour unité de poids, sont les suivants :

1 livre	ou 16 onces = 500 gram.		1 gros	ou 72 grains =	3,90
1/2 —	ou 8 —	250 —	1/2 —	ou 36 —	1,95
1 quarteron	ou 4 —	125 —	1 scrupule	ou 24 —	1,30
1 once	ou 8 gros	31,25	1 grain	ou	0,054
1/2 —	ou 4 —	15,60			

Mais, *dans la pratique* de l'herboristerie, on se contente d'un rapport *approximatif*. On a ainsi :

1 grain . . . . . = 0 gr. 05 cent.		1/2 once. . . . . = 15 gram.		
2 — . . . . . 0 gr. 1 décig.		1 — . . . . . 30 —		
18 — . . . . . 1 gramme.		1/4 livre ou 4 onces 125 —		
1 scrup. ou 24 grains 1 gr. 20 cent.		1/2 — ou 8 — 250 —		
1/2 gros ou 36 — 2 grammes.		1 — . . . . 500 —		
1 gros ou 72 — 4 —		2 — . . . . 1.000 —(1 kil.)		

2° MESURES DE CAPACITÉ

1 litre . . . . = 1.000 gram. (1 kilogr.) d'eau distillée		
1/2 — (chopine ou setier) .	500 — (1 livre)	—
1/4 — (demi-setier). . .	250 — (8 onces)	—
1/5 — (canon)	200 — (6 à 7 onces)	—
1/8 — (poisson). . . .	125 — (4 onces)	—
1/10 — (petit-canon). . .	100 — (3 onces 1/3)	—
1/16 — (demi-poisson) . .	62,50 (2 onces)	—
1 décalitre	10 litres	—
1 hectolitre.	100 litres	—

Le *boisseau* vaut 13 litres. La *bouteille* ordinaire est de 3/4 de litre ; la bouteille d'eau minérale, de 975 grammes. Le *muid* valait 251 litres, 37 ; la *velte*, 6 litres, 98, la *pinte*, 93 centilitres.

Les poids et mesures qui suivent ne doivent être employés que pour des substances peu actives, ou du moins non vénéneuses, et n'ayant pas besoin d'être rigoureusement dosées. Ce sont :

la pincée,	évaluée à	2 ou	3	grammes	de fleurs ou de feuilles	
la poignée,	—	à 40	60	—		—
la cuillerée à café,	—	à 4	5	d'eau distillée		
la — à dessert,	—	à 8	10	—		
la — à soupe,	—	à 16	20	—		
le verre à liqueur,	—	à 16	20	—		
le — à madère,	—		40	—		
le — à bordeaux,	—		80	—		
le — ordinaire,	—		100	—		

DEUXIÈME PARTIE

CULTURE, RÉCOLTE, DESSICCATION, CONSERVATION

DES PLANTES MÉDICINALES EN GÉNÉRAL

I

CULTURE

Les végétaux en général (1), les plantes médicinales en particulier, ont besoin, pour se développer et se reproduire dans de bonnes conditions, d'une nourriture et d'un climat différents de l'une à l'autre, mais constants et uniformes pour une même espèce : car les principes auxquels celles-ci doivent leur action thérapeutique, loin de prendre également naissance dans toutes les conditions possibles de végétation, n'acquièrent leur entière valeur que si ces conditions sont adaptées à leur développement. Placez, par exemple, un pied de sauge ou de mélisse dans un terrain gras et froid, ces plantes pourront bien végéter, pousser des feuilles et des fleurs; mais leur principe actif restera nul ou peu prononcé, au lieu de se développer comme il l'aurait fait si ces mêmes pieds avaient été plantés dans une terre légère et un peu chaude. Par contre, les champignons ne viennent que dans les lieux humides, le cresson aime le bord des ruisseaux, etc.

De là il résulte que, lorsqu'on entreprend la culture des plantes médicinales, il faut connaître et observer certaines règles sans lesquelles le temps et les efforts seraient employés en pure perte; il faut surtout se garder de placer côte à côte des plantes n'ayant

---

(1) Pour l'étude des végétaux, nous conseillons de consulter : Cauvet, *Cours de botanique*. Paris, 1885. — Duchartre, *Nouveaux Eléments de botanique*, 3ᵉ édition. Paris, 1885. — G. Bonnier, *Les Plantes des champs et des bois*. Paris, 1887.

entre elles aucune affinité naturelle. Les règles de la culture sont surtout fournies par l'expérience personnelle de l'herboriste, et mieux encore par la tradition que les gens de la campagne tiennent de l'observation et de l'imitation de la conduite suivie par la nature.

Beaucoup de plantes médicinales croissent naturellement dans les champs, les bois ou les prairies, et n'ont pas besoin d'être cultivées : il suffit de les aller chercher dans les endroits où elles sont le plus actives, de meilleure qualité. Chez quelques-unes même, la culture semble diminuer l'énergie qu'elles avaient à l'état sauvage. Mais le plus grand nombre peuvent et doivent être cultivées, tantôt parce que la culture agit favorablement sur elles en accroissant la quantité de principes huileux, sucrés, salins, etc., qu'elles renferment, tantôt parce que la médecine en fait un tel usage qu'il est indispensable de les avoir toujours et en grande quantité sous la main.

La germination de la graine ou semence est le mode de reproduction naturel des végétaux : le *semis de graines* est donc le procédé le plus usuel pour les plantes cultivées. Pourtant il en est qui se multiplient plus facilement par *division des touffes* ou *des racines ;* d'autres, par *bouture* ou par *marcottage*. Quant à la *greffe*, qui consiste à insérer une jeune tige, ou une portion d'écorce pourvue de bourgeons, sur un autre végétal appartenant à la même famille, ou du moins ayant une grande analogie de structure et de végétation, c'est surtout un moyen d'améliorer les plantes, qui, sans changer les espèces ni les variétés, augmente la qualité, le volume, la longévité, etc.

La première chose à faire est de s'enquérir de celui de ces procédés qui convient à la plante qu'on se propose de cultiver. En second lieu, il est indispensable de connaître la nature du terrain dans lequel elle doit être plantée et l'exposition qu'elle doit avoir : car si tous les végétaux ont besoin d'air, d'eau et de chaleur, il s'en faut que les proportions nécessaires de ces trois éléments soient égales pour tous. Ainsi les principes aromatiques, gommeux, sucrés, féculents, sont développés surtout par une exposition chaude et une culture dans un terrain léger : mais il est des plantes chez lesquelles l'accroissement de ces principes se ferait aux dépens des composés salins, acides, ou autres, qui leur donnent leurs vertus médicinales ; à celles-là c'est une autre terre et une autre exposition qu'il faut donner.

En résumé, une culture rationnelle prend en considération tout à la fois le mode de reproduction, la nature du terrain, le genre d'exposition ; de plus, elle se laisse guider par les enseignements fournis par la nature, sans négliger cependant les améliorations trouvées par l'ingéniosité humaine.

Nous indiquerons plus loin, à propos de chaque plante médicinale considérée isolément, le mode de culture qui lui convient le mieux (1).

II

RÉCOLTE

Pour qu'une plante donne des effets utiles et constants, sur lesquels on puisse compter, il faut qu'elle soit recueillie à une époque déterminée, au moment où les principes actifs ont leur maximum de développement. Ce moment varie non seulement d'une plante à l'autre, mais aussi avec les diverses parties qu'on utilise.

1º RÉCOLTE DES DIVERSES PARTIES DES PLANTES

Racines. — L'automne est le meilleur moment, surtout pour les racines des plantes annuelles et bisannuelles; celles qui vivent plus de deux ans peuvent être arrachées au printemps.

Bois. — Ils doivent être coupés avant le développement des bourgeons ou après la chute des feuilles. On les choisit sains et entiers, et on les débarrasse des couches superficielles de l'écorce, en laissant le liber et l'aubier.

Écorces. — On les choisit sur des branches de deux ou trois ans; on les récolte au printemps si elles sont résineuses, à l'automne dans le cas contraire.

Bourgeons. — On les récolte un peu avant le moment de leur épanouissement, quand la végétation commence à être en pleine activité.

Feuilles et tiges herbacées. — Elles se recueillent quand la fleur commence à paraître, par un temps sec, quand la rosée est dissipée, deux ou trois heures après le lever du soleil.

Fleurs et sommités fleuries. — On les cueille au même moment de la journée que les feuilles, lorsque la rosée est tombée. A l'exception des violettes, des pensées, et de quelques autres fleurs, qui se récoltent quand elles sont complètement épanouies, la plupart des fleurs doivent être recueillies avant leur entier

____

(1) Voy. Troisième partie, p. 17.

épanouissement ; quelques-unes même, comme la rose de Provins, quand le calice commence seulement à s'ouvrir. Lorsque l'odeur réside surtout dans le calice, celui-ci doit être soigneusement pris et séché (lavande, romarin, sauge, thym).

Parfois les fleurs sont trop petites pour être conservées isolément, ou les feuilles partagent avec elles un principe aromatique qui abonde surtout au sommet du végétal ; alors on récolte à la fois toute la partie supérieure de celui-ci, c'est ce qu'on nomme *sommités fleuries*. La plupart doivent être recueillies au moment où les fleurs commencent à s'épanouir, quelques-unes avant l'épanouissement.

Fruits. — Ceux qu'on veut faire sécher se récoltent un peu avant l'époque de la maturité complète ; ceux qu'on emploie frais se cueillent bien mûrs.

Semences ou **Graines**. — La plupart, surtout celles qui contiennent de l'huile ou de la farine, se récoltent parfaitement mûres ; quelques-unes seulement, comme celles des ombellifères, avant leur entière maturité.

2º RÉCOLTE ET ACHAT DES PLANTES MOIS PAR MOIS

Janvier

Pulmonaire de chêne,	Arrivée des raisins secs, jujubes et
Quelques plantes antiscorbutiques,	figues nouvelles.

Février

Sauf la violette cultivée, ce mois ne fournit pas de plantes indigènes.

Mars et Avril

Peuplier, bourgeons,	Tussilage, fleurs,	Narcisse des prés, feuilles
Sapin, —	Narcisse des prés, —	Ortie blanche, —
Pêcher, fleurs,	Violettes, —	Pied-de-chat, —
Pervenche, —	Asaret, feuilles,	Renoncule bulbeuse, —

Mai

Absinthe verte (1ʳᵉ récolte),	Cresson,	Ciguë (grande),
Anémone pulsatille,	Eupatoire,	Raifort (1ʳᵉ récolte),
Cochléaria (1ʳᵉ récolte),	Pulmonaire officinale,	Roses pâles,
	Muguet, fleurs,	— rouges,

Juin

Feuilles et sommités.

Ache,	Caille-lait,	Laitue vireuse,
Alleluia,	Capillaire de Montpellier,	Laurier-cerise,
Aneth,	Centaurée (grande),	Marrube,
Angelique,	Chardons,	Pariétaire,
Armoise,	Chicorée,	Pervenche,
Asaret,	Euphraise,	Pissenlit,
Bardane,	Fenouil,	Plantain,
Belladone (1re récolte),	Fumeterre,	Ronce,
Betoine,	Germandrée,	Saponaire,
Bourrache,	Guimauve,	Vélar,
Bugle,	Joubarbe,	Veronique.
Buglosse,	Jusquiame,	

Fleurs.

Buglosse,	Lis blanc,	Souci,
Camomille,	Matricaire,	Sureau,
Coquelicot,	Oranger,	Tilleul.
Genêt,	Pied-de-chat,	

Fruits.

Cerises,	Framboises,	Groseilles.
Fraises,		

Juillet

Feuilles et sommités.

Absinthe (2e récolte),	Mauve,	Renoncule âcre,
Aigremoine,	Mélilot,	Romarin,
Ballote,	Mélisse,	Sabine,
Calament,	Menthes,	Sauge,
Centaurée (petite),	Millefeuille,	Scrofulaire,
Chélidoine (grande),	Millepertuis,	Séneçon,
Clématite,	Origan,	Serpolet,
Eupatoire,	Orpin,	Tabac,
Gratiole,	Passerage,	Tanaisie,
Hysope,	Persicaire,	Thym.
Marjolaine,	Reine des Prés,	

Fleurs.

Bluet,	Mauve,	Souci,
Bourrache,	Ortie blanche,	Tilleul.
Lavande,		

Fruits et semences.

Cerises,	Groseilles,	Persil,
Fraises,	Pavots,	Violette.
Framboises,		

Août

Sureau (Écorce de).

Feuilles et sommités.

Belladone (2° récolte),   Morelle,   Stramoine.
Ményanthe,

Fleurs.

Bouillon-blanc,   Guimauve,   Houblon.
Grenadier,

Fruits et semences.

Ammi,   Coriandre,   Mûres.
Carvi,   Jusquiame blanche,

Septembre

Mercuriale (Feuilles de)

Racines.

Angélique,	Chicorée,	Patience,
Aristoloches,	Chiendent,	Persil,
Arum,	Douce-amère,	Petit houx,
Asaret,	Ellébores,	Polypode,
Asperge,	Fenouil,	Raifort sauvage,
Bistorte,	Fougère mâle,	Réglisse,
Bugrane,	Guimauve,	Saxifrage,
Canne de Provence,	Iris,	Tormentille,
Chélidoine (grande),	Oseille,	Valériane.

Fruits et semences.

Airelle,	Nerprun,	Sureau,
Alkékenge,	Ricin,	Yèble (ou hièble).
Epine-vinette,	Rosier (cynorrhodons),	

Octobre

Chou rouge,   Gui du chêne,   Pissenlit.
Genévrier (bois de),

Écorces et fruits.

Chêne,   Garou,   Genièvre,
Coings,

Racines.

Aunée,	Consoude,	Impératoire,
Bardane,	Cynoglosse,	Rhapontic,
Bryone,	Fraisier,	Rhubarbe.
Chausse-trappe,		

Novembre

Jusqu'au 15 novembre, on trouve des coings et des baies de genièvre : encore vaut-il mieux les récolter plus tôt. A partir de cette époque, on ne trouve plus rien dans la campagne.

Décembre

Arrivée des oranges et des citrons.

III

DESSICCATION, CONSERVATION

Toutes les substances végétales, même récoltées à l'époque voulue, dans les conditions que nous venons de voir, sont exposées à fermenter, à se piquer, à se corrompre, à s'altérer en un mot, si elles sont immédiatement privées d'air, ou si, plus tard, elles sont attaquées par des parasites, ou abandonnées à l'action d'un air trop humide ou trop chaud. Pour prévenir ces influences fâcheuses, qui peuvent rendre inefficaces ou même nuisibles les plantes recueillies, on commence par les priver de leur eau de végétation à l'aide de la *dessiccation*, qui se fait soit en les étendant par couches peu épaisses sur des châssis garnis de toile que l'on expose à l'action de l'air sec et du soleil ; soit en les plaçant dans une étuve dont la température, maintenue d'abord à 25° ou 30°, est ensuite élevée à 40° ou 50°. En général, la dessiccation doit être lente plutôt que brusque : seules, les substances végétales très succulentes doivent être desséchées promptement, à l'étuve ou au four plutôt qu'à l'air libre.

Puis on les place dans les vases, les lieux, et de la manière les plus propres à éviter qu'elles ne perdent leurs propriétés ; les unes doivent être préservées de l'action de la lumière, d'autres de l'humidité, de la chaleur, etc., suivant la nature des principes qu'elles renferment : il faut donc les tenir enfermées dans des sacs en papier collé, dans des vases et des pièces inaccessibles à l'air, à la lumière, à l'humidité, à la poussière, aux parasites.

Cet ensemble de précautions assure la *conservation*, mais pour un temps limité : car, malgré tous les soins, elles perdent en vieillissant une partie de leurs vertus. Aussi l'herboriste doit-il passer souvent en revue son approvisionnement, et le renouveler tous les ans. Les procédés de dessiccation et de conservation varient un peu suivant l'organe de la plante utilisé.

Racines. — Pour les débarrasser de la terre et autres substances inutiles, il vaut mieux gratter les racines que les laver à grande eau. Pour faire sécher celles qui sont ligneuses ou fibreuses, on les place dans un courant d'air, suspendues par paquets ou étalées sur des claies ; celles qui sont tubéreuses doivent être coupées par tranches minces dont on forme des chapelets. Les racines mucilagineuses (guimauve, aunée, gentiane, etc.) doivent être séchées à l'étuve ou au four du boulanger. Celles qu'on emploie à l'état frais (patience, pied-de-veau, raifort, bryone, etc.) ne doivent pas être desséchées, mais couvertes de sable sec.

Les racines doivent être conservées à l'abri de l'humidité, pour éviter les moisissures : si celles-ci paraissent, on fait faire aux racines un court séjour à l'étuve.

Bois. — Ils se dessèchent facilement au soleil ou à l'air sec.

Écorces. — Coupées en rouelles minces, puis séchées au soleil ou à l'étuve, elles se conservent longtemps, pourvu qu'elles soient au sec, et à l'abri de la poussière.

Feuilles et tiges herbacées. — Elle doivent être étalées sur un lit de paille bien sèche ou sur des châssis de toile à larges mailles, et séchées dans un grenier exposé aux rayons du soleil plutôt qu'à l'étuve. Pendant la dessiccation, il est nécessaire de les brasser assez souvent pour que l'air pénètre également partout. On les conserve dans une pièce exempte d'humidité.

Fleurs et sommités fleuries. — Elles doivent être espacées sur des claies garnies de papier, séchées à l'étuve ou dans un grenier ensoleillé, et remuées de temps en temps. Quand elles sont sèches, on les conserve dans des boîtes ou des bocaux garnis de papier et bouchés, ou on les réunit en petites bottes qu'on enveloppe de papier et qu'on garde au sec.

Fruits. — Les fruits pulpeux (figue, prune, cynorrhodon) se sèchent à l'étuve, à une chaleur d'abord très douce, que l'on augmente peu à peu, de façon à éviter qu'ils ne durcissent.

Semences ou **Graines**. — Elles se sèchent à l'air libre, éparses sur une toile, mieux que dans une étuve.

TROISIÈME PARTIE

ÉTUDE SPÉCIALE
DES PLANTES MÉDICINALES

I. — ACOTYLÉDONES ou CRYPTOGAMES

Pas de cotylédons; organes sexuels cachés.

CHAMPIGNONS

Plantes terrestres, croissant dans les lieux humides et couverts, de coloration très variée, de consistance charnue ou coriace, constituées par un amas de filaments ou par un pédicule supportant un chapeau.

Les uns sont comestibles *(champignon de couche, morille, chanterelle, oronge vraie* (fig. 1), *mousseron)*; les autres sont vénéneux *(fausse oronge* (fig. 2), *agaric meurtrier, bolet pernicieux)* (1).

Trois champignons sont médicinaux :

Agaric blanc [*agaric* ou *bolet du mélèze, agaric purgatif*]. — Arrondi, gros comme le poing, blanc intérieurement, recouvert d'une pellicule lisse, blanche, jaune et brune; saveur d'abord douce, puis amère et nauséeuse.

Habitat. Tronc du mélèze, en Dauphiné, Provence, Savoie.

Propr. médic. Purgatif drastique; antisudorifique (sueurs des phtisiques).

Us. int. Comme purgatif, infusion (1 à 4 gr. p. 300 gr. d'eau) ou poudre (25 centigr. à 1 gr.); contre les sueurs, poudre (5 à 50 centigr. par jour).

(1) Voy. 4ᵉ partie, *Dictionnaire thérapeutique*, EMPOISONNEMENT PAR LES CHAMPIGNONS.

Agaric de chêne [*agaric amadouvier, agaric des chirurgiens*]. — Pas de pédicule ; aplati, mou intérieurement, brun en dessus, blanc en dessous et sur les bords ; odeur de moisi, saveur amère.

Habitat. Troncs des chênes, hêtres, frênes, pommiers, etc.

Réc. En août et septembre. Dépouillé de son écorce, séché, coupé par tranches et battu avec un maillet, il donne *l'amadou des chirurgiens*, qui diffère de *l'amadou des fumeurs* en ce que celui-ci est bouilli dans une solution de nitre.

Propr. médic., Us. ext. Arrête les hémorragies : une plaque d'amadou, appliquée sur le point d'où le sang part, absorbe ce liquide, se gonfle, favorise la formation du caillot.

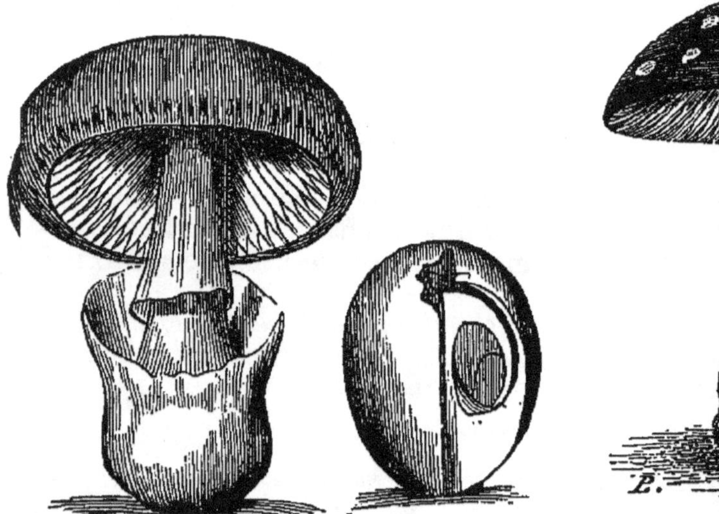

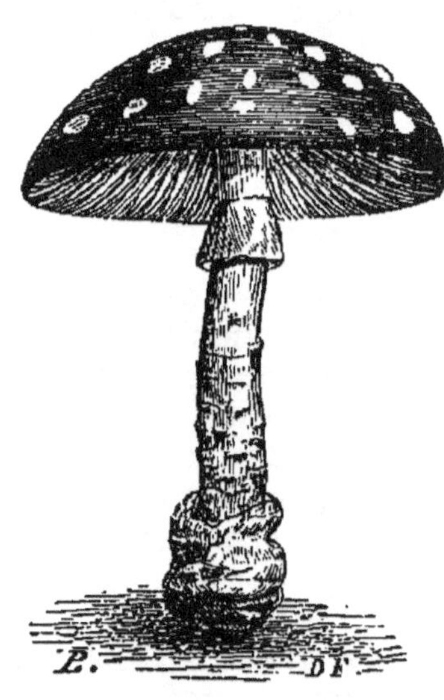

Fig. 1. Oronge vraie. Fig. 2. Fausse oronge.

Lycoperdon [*vesse-de-loup*]. — Diamètre variable, parfois considérable ; arrondi, lisse, charnu ; successivement blanchâtre, verdâtre ou gris foncé ; poudre brun vert.

Habitat. Lisière des bois, endroits humides.

Propr. médic., Us. ext. Les mêmes que le précédent.

ALGUES

Végétaux aquatiques, de structure très simple.

Carragaheen [*mousse perlée*]. — Couleur pourpre, brune ou verte; odeur et saveur presque nulles. Se gonfle dans l'eau en donnant un mucilage.

Habitat. Mers du Nord (Dunkerque, Bretagne).

Parties us. Toute la plante.

Propr. médic. Analeptique, adoucissant (gastrite, diarrhée, dysenterie, pneumonie).

Us. int. Décoction (4 à 8 gr. pour 1 litre d'eau) coupée de lait chaud, sucrée avec miel, sucre ou sirop.

Laminaire digitée [*baudrier de Neptune*]. — Racines fibreuses; tiges formant une ou plusieurs fibres d'un vert olive,

Habitat. Côtes de l'Océan.

Partie us. La tige.

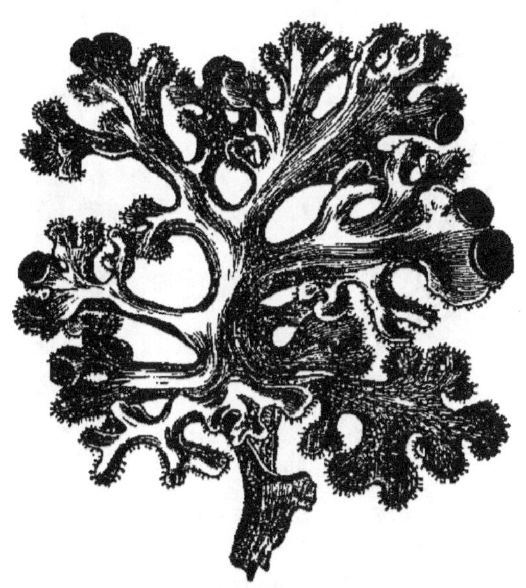

Fig. 3. Mousse de Corse.

Propr. médic., Us. ext. Se gonflant au contact des liquides, en restant fermes et élastiques, les tiges de laminaire sont introduites et laissées dans les fistules et plaies sinueuses pour les élargir.

Mousse de Corse [*mousse de mer*] (fig. 3). — Amas de petites fibres, d'un gris rougeâtre à l'extérieur, blanches en dedans; odeur marine forte, saveur salée.

Habitat. Côtes de la Méditerranée.

Parties us. Toute la plante.

Propr. médic. Vermifuge.

Us. int. Décoction (4 à 16 gr. p. 100 à 200 gr. d'eau ou de lait) ; poudre (1 à 8 gr. dans du lait) ; gelée ; sirop (1 à 3 cuillerées à soupe).

Varech ou **Fucus vésiculeux** [*chêne marin*]. — Adhère aux rochers par une large base ; fronde membraneuse, brun verdâtre.

Habitat. Rochers du bord de la mer.

Parties us. Toute la plante.

Propr. médic. Fondant, antiscrofuleux (engorgements glandulaires, goitre, obésité).

Us. int. Décoction (10 à 20 gr. p. 1 litre d'eau).

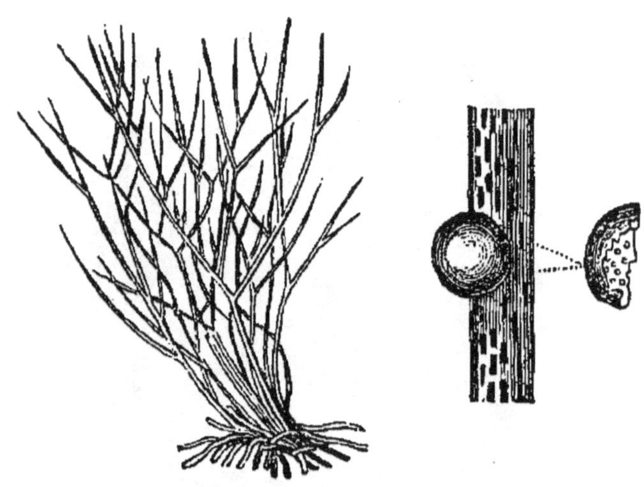

Fig. 4. Lichen d'Islande.

LICHENS

Plantes composées d'expansions en forme de tiges sans feuilles ou de touffes foliacées, à bords ondulés.

Lichen d'Islande [*mousse d'Islande*] (fig. 4). — Expansions foliacées, larges, coriaces, vert brun en dessus, grisâtres en dessous.

Habitat. Croît sur la terre, les rochers, les montagnes du nord de l'Europe, des Vosges, des Cévennes.

Parties us. Toute la plante.

Propr. médic. Tonique et fébrifuge (débilité générale ou digestive, diarrhée et dysenterie chroniques, fièvres intermittentes), lorsqu'on lui laisse son principe amer ; émollient et adoucissant (affections chroniques de la poitrine, toux opiniâtre, phtisie), quand il est débarrassé de ce principe.

Us. int. Décoction (15 gr. p. un litre d'eau réduit à 700 gr.) ; le lichen *non lavé*, ni macéré préalablement, conserve son amertume ; le lichen *lavé*, infusé d'abord dans l'eau bouillante à plusieurs reprises, puis bouilli pendant une heure, n'est plus amer, mais calmant de la toux ; débarrassé complètement de ce principe par une macération de 24 heures dans de l'eau alcaline (3 gr. de potasse p. un litre d'eau), il ne garde que la partie nourrissante.

Gelée (120 gr. p. jour). Pâte. Chocolat.

Lichen pulmonaire [*pulmonaire de chêne, herbe aux poumons, thé des Vosges*]. — Frondes vert jaunâtre, saveur très amère.

Habitat. Tronc des vieux chênes du centre et du nord de la France.

Propr. médic., Us. int. Les mêmes que le lichen d'Islande.

FOUGÈRES

Plantes vivaces, à tige rampante et souterraine, ou droite et ligneuse, devenant arborescente sous les tropiques ; à feuilles découpées, roulées en crosse dans le jeune âge, et portant à leur face inférieure les organes de reproduction.

Fougère mâle (fig. 5). — Tige souterraine *(rhizome)*, grosse comme le pouce, verdâtre au centre, noirâtre extérieurement, garnie de tubercules oblongs ; feuilles et folioles dentées.

Habitat. Très commune dans les bois, etc.

Partie us. Rhizome.

Réc. S'arrache en été, doit avoir une cassure verte et une saveur forte pour être actif.

Propr. médic. Vermifuge (ver solitaire).

Us. int. Décoction (30 à 60 gr. p. un litre d'eau, à réduire à 500 gr.). Poudre (12 gr. en 2 fois). Huile éthérée (2 à 4 gr.). Deux heures après, huile de ricin.

Fougère femelle. — Moins active que la précédente, inusitée.

Polypode de chêne ou **commun**. — Rhizome couvert d'écailles, brun jaunâtre extérieurement, vert intérieurement, de saveur douceâtre et sucrée, puis nauséabonde.

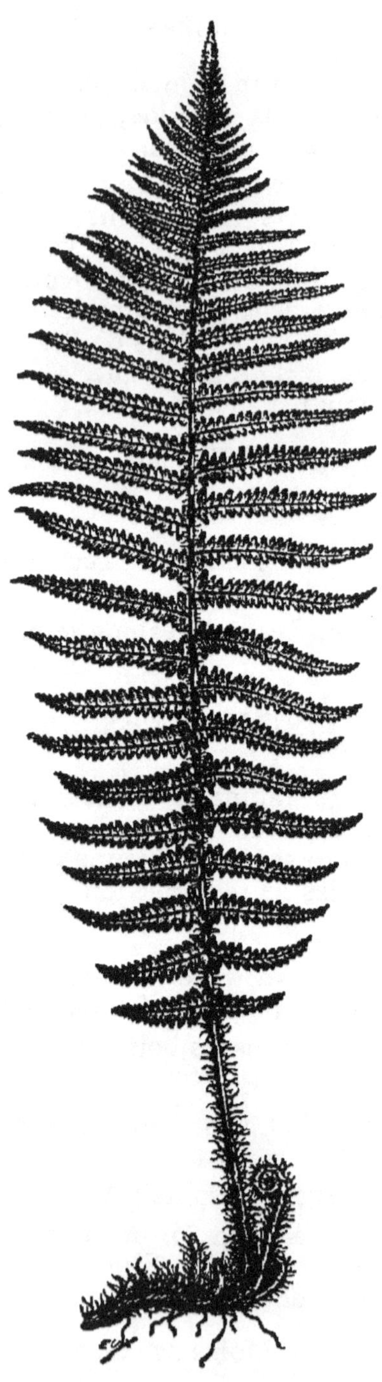

Fig. 5. Fougère mâle.

Habitat. Pied des vieux chênes, lieux rocailleux.
Partie us. Rhizome.
Propr. médic. Laxatif (pour les enfants).
Us. int. Décoction (30 à 60 gr. p. 2 ou 3 tasses d'eau).

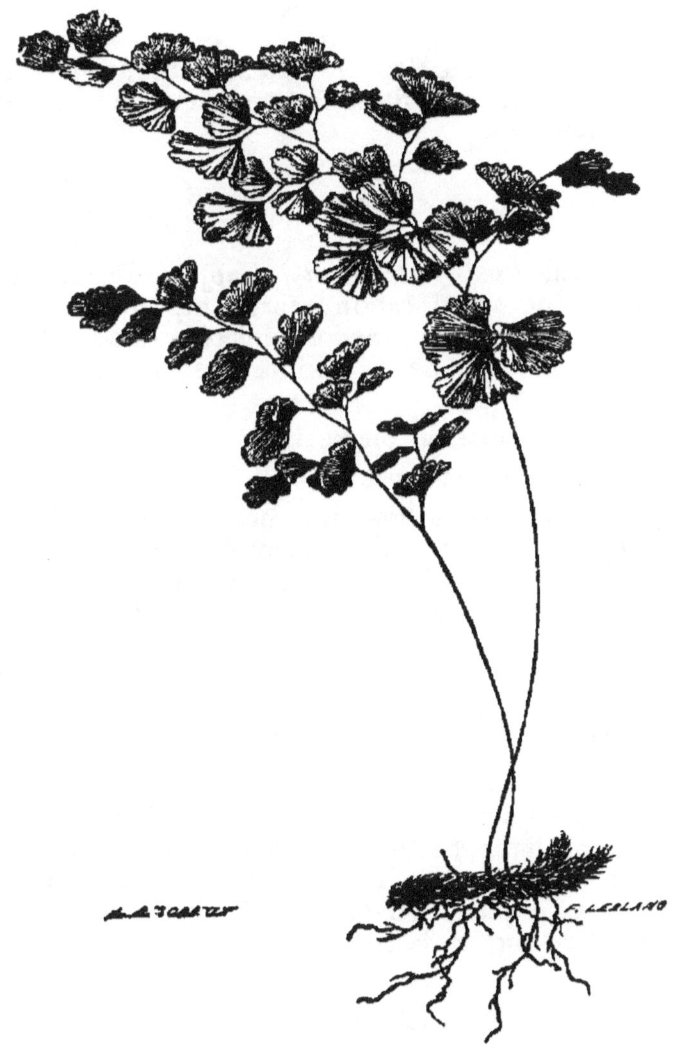

Fig. 6. Capillaire de Montpellier.

Capillaire de Montpellier [*cheveux de Vénus, adiante*] (fig. 6). — Racine rampante ; feuilles toujours vertes, à pétioles grêles, luisants, bruns, à folioles alternes, cunéiformes.

Habitat. Lieux humides du midi de la France.

Parties us. Les feuilles.

Propr. médic. Pectoral, adoucissant de la toux.

Us. int. Infusion (15 gr. p. 1 litre d'eau). Sirop.

Capillaire noir ou **commun.** — Moins aromatique que le précédent, inusité.

Capillaire du Canada. — Plus aromatique que le capillaire de Montpellier, auquel il est souvent mélangé : mêmes propriétés, mêmes usages.

LYCOPODIACÉES

Lycopode [*mousse terrestre, pied-de-loup*]. — Plante rampante, dont les organes de fructification répandent, en s'ouvrant, une poussière jaune, fine, légère, inodore, insipide (*poudre de lycopode,* ou *soufre végétal* à cause de la facilité avec laquelle elle s'enflamme).

Habitat. Endroits boisés et pierreux.

Partie us. Poussière des capsules.

Propr. médic., Us. ext. Absorbant mécanique, très utile pour faire sécher les excoriations qui viennent dans les plis de la peau, surtout chez les enfants et les personnes grasses ; en applications sur l'eczéma, l'érysipèle, etc.

II. — MONOCOTYLÉDONES.

Embryon pourvu d'un seul cotylédon ; tige herbacée dans nos climats, souvent ligneuse dans les pays chauds, composée de faisceaux de fibres éparses et non disposées en couches concentriques ; feuilles simples, souvent engaînantes et sans stipules ; calice rarement distinct de la corolle.

AROIDÉES

Arum [*pied-de-veau, gouet*]. — Racine ovoïde, brunâtre à l'extérieur, blanche en dedans, de saveur d'abord douce, puis brûlante ; feuilles engaînantes, luisantes, souvent tachetées de brun.

Habitat. Lieux humides et ombragés.

Parties us. Racine et feuilles.

Réc. Racine au printemps ou à l'automne ; feuilles en septembre.

Propr. médic. : à *l'intér.*, expectorant (asthme, toux anciennes), purgatif et diurétique (hydropisies), sudorifique (rhumatisme); à *l'extérieur*, rubéfiant, vésicant, résolutif (engorgements scrofuleux).

Us. int. Poudre de racine : 4 à 10 gr. comme purgatif; 1 à 2 gr. comme expectorant.

Us. ext. Application de racines et feuilles, ou cataplasmes.

Roseau aromatique [*acore vrai*]. — Racine volumineuse, rampante, spongieuse, blanchâtre à l'intérieur, jaune à l'extérieur.

Habitat. et *Cult.* Lieux marécageux.

Partie us. Racine.

Réc. Au printemps et à l'automne.

Propr. médic. Stimulant (paresse de l'estomac), sudorifique (maladies sèches de la peau), emménagogue.

Us. int. Décoction (8 à 15 gr. p. un litre d'eau). Poudre (1 à 4 gr.)

CYPÉRACÉES

Laiche des sables [*salsepareille d'Allemagne*]. — Racine horizontale, rampante, rouge en dehors, blanche en dedans, douceâtre.

Habitat. et *Cult.* Commune dans les dunes de Picardie. Demande un terrain sablonneux et chaud.

Partie us. Racine (rhizome).

Propr. médic., Us. int. Les mêmes que la salsepareille.

GRAMINÉES

Blé ou **Froment.** — Tige creuse *(chaume)*, fermée de distance en distance par des cloisons, d'où partent extérieurement des feuilles à gaîne fendue ; fleurs en épis.

Habitat, Cult., Réc. Du domaine de l'agriculture.

Partie us. La graine, qui, par la mouture, donne le *son* (formé par les enveloppes) et la *farine*, composée surtout *d'amidon*.

Propr. médic. Outre leurs propriétés nutritives, ces 3 parties sont adoucissantes, émollientes, rafraîchissantes; la farine fermentée *(levain)* est maturative ; le son est laxatif.

Us. int. Crême et bouillie de farine, comme analeptique. Décoction de son ou d'amidon (8 à 15 gr. p. 500 gr. à 1 litre d'eau), en tisane ou en lavement, dans les irritations d'intestin.

Us. ext. Farine et amidon en poudre, en application sèche sur la peau irritée, enflammée, sur les engelures, sur l'érysipèle, etc. Cataplasmes et bains d'amidon (500 gr. p. 1 bain) ou de son (2 kilogr.), dans les mêmes cas. Cataplasmes de levain pour faire mûrir les abcès.

Avoine. — Tige creuse ; feuilles longues et engaînantes ; fleurs en panicule portant 1 à 2 épillets.

Part. us. La graine, qui, séparée de ses enveloppes par la meule, donne le *gruau*.

Propr. médic. Non dépouillée de ses enveloppes, l'avoine est diurétique. Le gruau est nutritif et adoucissant (maladies de poitrine, inflammations du tube digestif).

Us. int. Crêmes et bouillies, comme analeptique. Décoction (30 à 60 gr. p. 1 litre d'eau), en tisane adoucissante.

Us. ext. Cataplasmes de farine d'avoine. Coussins de balles d'avoine.

Maïs [*blé de Turquie*]. — Tige haute de 2 mètres environ, remplie d'une moelle sucrée ; feuilles longues et larges ; fleurs monoïques.

Part. us. La graine, les stigmates.

Propr. médic. La farine de la graine est analeptique (estomacs irrités, convalescence), mais fermente rapidement. Les stignates sont diurétiques (goutte, gravelle).

Us. int. Infusion de stigmates (20 gr. p. 1 litre d'eau).

Orge. — Racine composée de nombreuses fibrilles ; tige haute de 1 mètre ; feuilles longues et aiguës ; fleurs en épi.

Part. us. La graine.

Réc. Dépouillée de son enveloppe extérieure, elle porte le nom d'*orge mondé* ; débarrassée de toutes ses enveloppes et arrondie mécaniquement, elle devient l'*orge perlé*. L'orge germée fait, avec le houblon, la base de la bière, et prend le nom de *malt :* celui-ci contient une substance particulière, la *diastase*, développée pendant la germination.

Prop. médic. Nourrissante, adoucissante, rafraîchissante, diurétique. La bière est nourrissante et tonique. Le malt est digestif.

Us. int. Décoction d'orge mondé ou perlé (60 gr. p. 1 litre d'eau), pour tisane et gargarismes. Sirop de malt.

Us. ext. Farine en cataplasmes résolutifs.

Riz. — Tige creuse, haute de 60 centimèt. à 1 mètre; feuilles larges et longues, dentées; fleurs hermaphrodites, en panicule.

Habitat et *Cult.* Originaire de l'Inde. Cultivé dans le midi de l'Europe et de la France, dans les endroits marécageux. Celui de la Caroline, blanc, allongé, transparent, est plus estimé que celui du Piémont, jaune, arrondi, opaque. S'obtient par semis.

Partie us. La graine.

Propr. médic. Nourrissant, émollient, adoucissant, légèrement astringent (irritation intestinale, diarrhée).

Us. int. Eau ou tisane de riz (décoction de 20 gr. p. 1 litre d'eau jusqu'à ce que le riz soit bien crevé).

Us. ext. Cataplasmes de farine de riz, sur la peau irritée ou enflammée (fermentent moins vite que ceux de farine de lin). Poudre de riz sèche dans les mêmes cas.

Chiendent. — Tige souterraine (rhizome) à jets traçants, longs, noueux, gros comme une plume de corbeau, jaunes à l'extérieur, blancs et farineux intérieurement.

Habitat. Très commun partout.

Partie us. Rhizome.

Réc. En septembre. Plus actif quand il est employé frais. Pour le conserver, on le lave, on le bat pour enlever l'épiderme, on le fait sécher, et on en forme des bottes qu'il faut renouveler souvent parce qu'elles se mangent aux vers.

Propr. médic. Rafraîchissant et diurétique.

Us. int. Décoction (15 à 30 gr. p. 1 litre d'eau).

Canne de Provence [*roseau à quenouille*]. — Racine (rhizome) jaune, luisante et dure extérieurement, blanc-jaunâtre et spongieuse intérieurement; tige de 2 à 3 mètres; feuilles longues et un peu rudes.

Habitat et *Cult.* Terrain humide, voisinage des cours d'eau.

Partie us. Rhizome.

Réc. Fin de septembre. Se conserve à l'abri de l'humidité.

Propr. médic. Diurétique et sudorifique; réputation antilaiteuse usurpée.

Us. int. Décoction (30 à 60 gr. p. 1 litre d'eau).

PALMIERS

Dattier. — Tige nue, cylindrique, haute de 16 à 20 mètres; fleurs dioïques; fruits ovoïdes, allongés, gros comme le pouce, charnus, sucrés.

Habitat. Croît en Afrique, dans l'Inde, la Perse.

Partie us. Le fruit *(datte).* Les meilleures dattes viennent de Tunis; celles de Provence ne se conservent pas.

Propr. médic. Adoucissantes de la toux.

Us. int. Décoction dans l'eau pure ou coupée de lait.

COLCHICACÉES

Colchique d'automne [*tue-chien, safran bâtard, safran des prés*]. — Bulbes ovoïdes, gros comme une noix, d'odeur désagréable, de saveur âcre; grandes fleurs roses; semences petites et rondes.

Habitat. Les prairies humides.

Parties us. Les bulbes, les semences.

Réc. Les bulbes en juin ou juillet; les semences, en octobre.

Propr. médic. A fortes doses, purgatif drastique, poison violent. A faible dose, vomitif, purgatif, sudorifique (hydropisies, rhumatisme, goutte).

Us. int. La bulbe et les semences font partie de médicaments composés, que le pharmacien seul doit délivrer sur ordonnance.

Ellébore blanc [*vareivre, vérâtre blanc*]. — Croît en Auvergne, dans les Vosges, les Pyrénées, etc. La racine, seule partie usitée de cette plante, est un poison aussi redoutable que le colchique. L'herboriste ne doit pas la délivrer même pour l'usage externe, où sa poudre et sa décoction ont été employées contre les maladies parasitaires de la peau.

LILIACÉES

Ail. — Bulbe composé de *cayeux* ou *gousses* (petits bulbes distincts) réunis sous une enveloppe commune; tige cylindrique, haute de 50 centimèt.; feuilles engaînantes; fleurs blanches, en ombelle.

Habitat et *Cult.* Croît naturellement dans le Midi. Peut être cultivé partout, dans les jardins exposés au soleil. Se plante en novembre ou en mars. Se propage par graines, ou mieux par cayeux.

Partie us. Les bulbes.

Réc. En novembre.

Propr. médic. : *à l'intérieur,* stimulant de l'appétit et de la digestion (dyspepsie), stimulant général et antiseptique (choléra), vermifuge (à l'intérieur seulement), diurétique ;

à l'extérieur, rubéfiant, antiseptique.

Us. int. Décoction (4 à 10 gr. p. 500 gr. d'eau ou de lait). Lavement (1 gousse, bouillie 15 minutes dans 250 gr. d'eau et 30 gr. d'huile).

Us. ext. Cataplasmes de bulbes pilés (peuvent remplacer les sinapismes, mais n'ont pas plus d'action sur les vers que les chapelets de gousses d'ail portés au cou).

Oignon. — Bulbe composé d'écailles charnues et superposées formant un plateau ; tige creuse ; fleurs blanches, en ombelle.

Cult. Facile dans tous les jardins.

Partie us. Le bulbe.

Réc. En automne. Se fait sécher au soleil pendent quinze jours.

Propr. médic. Les mêmes que l'ail, moins prononcées.

Us. int. Décoction dans l'eau miellée. Suc d'oignon cru (50 à 100 gr. dans le vin blanc).

Us. ext. Cataplasmes de bulbes crus pilés ou de pulpe cuite.

Poireau. — Mêmes remarques que pour l'ail et l'oignon, en ce qui concerne la culture et la récolte.

Us. int. Expectorant, calmant de la toux, et diurétique (infusé dans le vin blanc).

Us. ext. Rubéfiant sur un point de côté ou au niveau de la gorge malade, maturatif sur les abcès et les panaris (en cataplasmes préparés avec la pulpe de poireau cuite, additionnée ou non de vinaigre).

Lis blanc. — Même *usage externe* que les plantes précédentes : avec le bulbe (ou oignon de lis), cuit dans l'eau ou le lait, on fait des cataplasmes émollients et maturatifs.

L'huile de lis, préparée en faisant macérer 1 partie de fleurs dans 2 d'huile d'olives, et employée en frictions, ne doit qu'à l'huile ses propriétés adoucissantes.

Aloès. — Feuilles épaisses, charnues, dentées et piquantes sur les bords ; fleurs tubuleuses, en grappes.

Habitat. Originaire des pays chauds (les Indes, le Cap, la Jamaïque, etc.). Non acclimaté en France.

Partie us. Le suc épaissi des feuilles.

Réc. Suivant les procédés d'extraction et d'évaporation du suc, on a :

L'*aloès socotrin*, le meilleur, mais le plus cher et le plus rare, masses brun foncé, rouges et translucides sur les bords, poudre jaune doré, saveur amère et aromatique, odeur balsamique ;

L'*aloès du Cap*, le plus employé en France, un peu moins pur que le précédent, brun noirâtre, avec reflets verdâtres, et opaque en masses, rouge foncé et transparent en poudre ;

L'*aloès hépatique*, jaune rougeâtre comme le foie, terne, opaque, d'odeur forte et désagréable ;

L'*aloès caballin*, impur, presque noir, réservé à la médecine vétérinaire.

Propr. médic. Tonique à petites doses (paresse de l'estomac); purgatif doux à doses moyennes répétées (pour combattre la constipation habituelle, provoquer les hémorroïdes et la menstruation); drastique à doses élevées (pour dériver le sang en cas de menace de congestion cérébrale).

Us. int. Poudre : 5 à 20 centigr., comme tonique ; 30 centigr. à 1 gr. 50, comme purgatif et dérivatif.

ASPARAGINÉES

Asperge. — Tige souterraine (rhizome, improprement *racine*), grosse comme le pouce, écailleuse, charnue, d'où naissent les *turions* ou jeunes pousses (partie comestible).

Habitat, Cult. Terrains légers et sablonneux. Se propage par éclats de rhizomes.

Parties us. Les rhizomes (les turions sont moins actifs).

Prop. médic. Diurétique.

Us. int. Décoction de la racine ou rhizome (15 à 60 gr. p. 1 litre d'eau) : vaut mieux que le sirop de pointes d'asperges.

Petit houx [*fragon*]. — Arbuste toujours vert, à racines grêles et fasciculées; tige rameuse, haute de 60 à 80 cent.; feuilles alternes, luisantes, épineuses; fleurs petites, blanchâtres.

Habitat. Bois abrités.

Parties us. La racine; les baies sont moins actives.

Propr. médic. Diurétique.

Us. int. Décoction (30 à 60 gr. p. 1 litre d'eau).

Salsepareille (fig. 7). — Plante rampante, à souche épaisse d'où naissent des tiges noueuses et des racines longues, flexibles, grosses comme une plume d'oie.

Habitat. Contrées chaudes de l'Asie, de l'Afrique et de l'Amérique. Celle de Honduras est la plus estimée.

Partie us. La racine.

Propr. médic. Sudorifique (rhumatïsme chronique, maladies de peau, syphilis).

Us. int. Décoction (60 à 90 gr. de racine coupée menu p. 1 litre 1/2 d'eau, qu'on réduit au tiers).

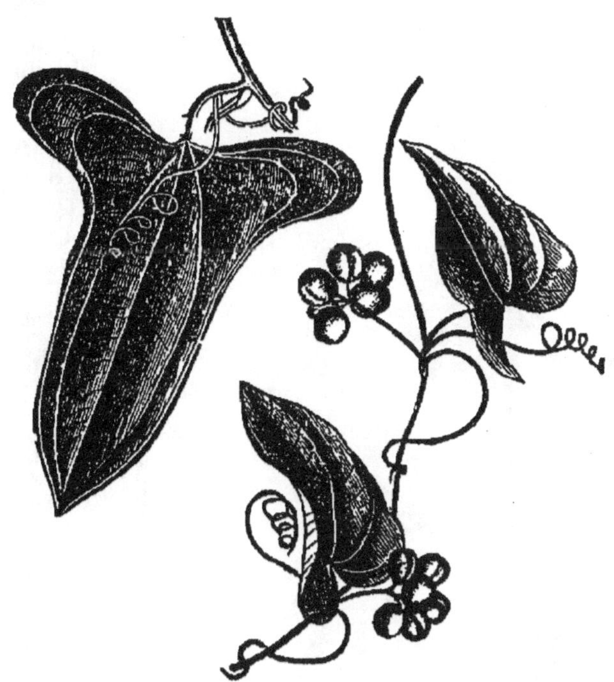

Fig. 7. Salsepareille.

Sceau de Salomon [*grenouillet, herbe au panaris*]. — Racine traçante, grosse comme le doigt, de forme irrégulière ; tige simple, haute de 30 à 60 centimèt.; feuiles alternes, d'un vert glauque; fleurs d'un blanc verdâtre.

Habitat. Lieux ombragés.

Partie us. La racine.

Propr. médic. : à l'intérieur, passe pour antigoutteuse. ; — *à l'extérieur*, est astringente et adoucissante.

Us. int. Infusion de la racine (15 à 30 gr. p. 1 litre d'eau).

Us. ext. Racine pilée, ou cataplasmes (contusions, panaris).

AMARYLLIDÉES

Narcisse des prés [*narcisse sauvage, fleur de coucou, herbe à la vierge*] (fig. 8). — Bulbe luisant, visqueux, un peu âcre; feuilles longues, étroites, lisses; fleurs grandes, d'un jaune soufré.

Habitat. Très commun dans les bois et les prairies.

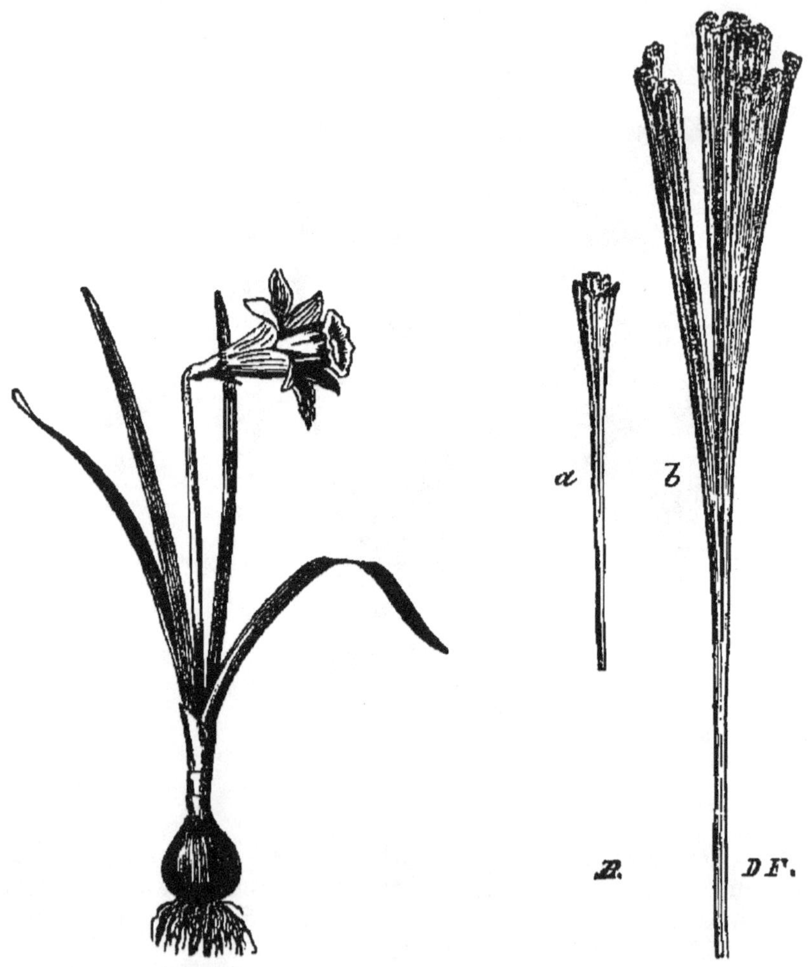

Fig. 8. Narcisse des Prés.   Fig. 9. Stigmates de Safran.

Parties us. Le bulbe, les fleurs.

Propr. médic. Vomitif, antispasmodique (coqueluche, asthme, toux nerveuse, maladies convulsives).

Us..int. Infusion de fleurs sèches (1 à 2 gr. p. 125 gr. d'eau), comme antispasmodique. Poudre de racine (2 à 8 gr.), comme vomitif.

IRIDÉES

Iris de Florence. — Rhizome gros comme le pouce, rameux, blanc jaunâtre, d'odeur de violette ; fleurs blanches, odorantes.

Habitat, Cult. Peut être cultivée en France, dans les lieux bas et humides ; se propage par division des rhizomes.

Partie us. La racine (rhizome).

Réc. Pendant l'été. La dessiccation doit être rapide, au soleil ou au four.

Propr. médic. Purgatif et vomitif ; expectorant.

Us. int. Poudre ; 10 à 50 centigr.

Us. ext. Sert à préparer les *pois à cautère.*

Iris commun ou **germanique** (*flambe*), **Iris jaune** (*glaïeul des marais, iris faux acore*), **Iris fétide** (*glaïeul puant*), **Iris versicolor** (*glaïeul bleu*), ont les mêmes propriétés vomitives et purgatives.

Safran. — Bulbe solide, arrondi ; feuilles étroites, blanches en dessous ; fleurs violacées, tubuleuses ; 3 stigmates crénelés.

Habitat, Cult. Originaire d'Asie. Cultivé dans le Languedoc, le Poitou, etc. : celui du Gâtinais est le meilleur.

Parties us. Les stigmates (fig. 9).

Réc. Dès que la corolle est épanouie, on cueille la fleur et on enlève les stigmates, que l'on fait sécher sur des tamis de crin chauffés sur de la braise, et que l'on conserve dans des vases opaques. Ils doivent être en filaments longs, souples, d'un rouge orange ; donner une poudre rutilante, avoir une odeur forte, colorer la salive en jaune doré.

Propr. médic. Excitant de l'estomac, emménagogue.

Us. int. Infusion (une petite pincée, 1 à 2 gr., p. 1 litre d'eau). Poudre (50 cent. à 1 gr. 50.)

III. — DICOTYLÉDONES

Embryon pourvu de deux cotylédons ; tige à écorce séparable du bois ; bois formé d'une ou plusieurs couches de faisceaux de fibres, concentriques et distinctes, avec un étui central contenant la moelle ; racines subdivisées à la manière des branches ; feuilles à nervures subdivisées et anastomosées.

CONIFÈRES

Genévrier (fig. 10). — Arbrisseau haut de 2 à 6 mètres ; feuilles piquantes ; fleurs dioïques ; fruits (improprement nommés *baies*) en forme de cônes charnus, gros comme un pois, d'un brun noirâtre, d'odeur balsamique, de saveur de térébenthine.

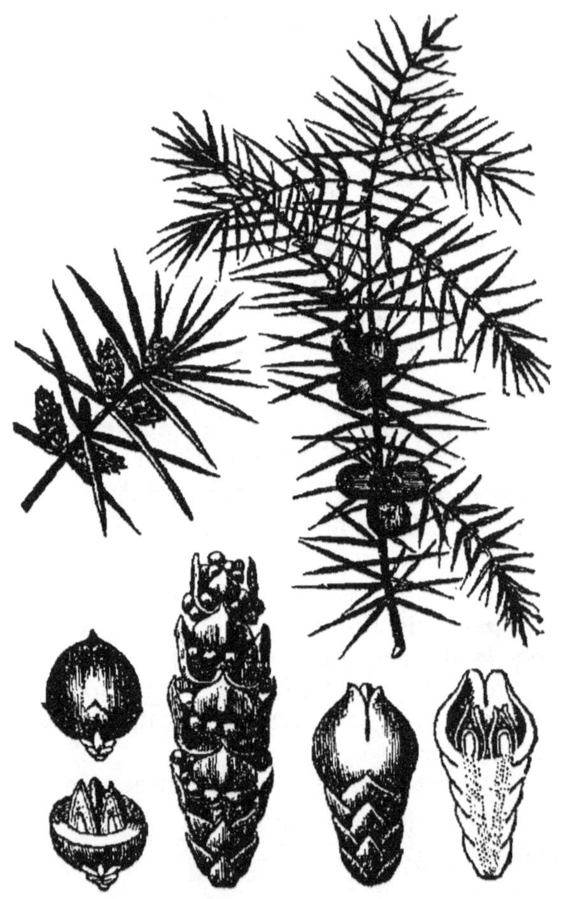

Fig. 10. Genévrier commun.

Habitat, Cult. Croît dans les lieux incultes, surtout du nord de la France. Se multiplie par marcottes ou boutures.

Part. us. Les fruits, le bois.

Réc. Les fruits, mettant deux ans à mûrir, doivent être récoltés la troisième année, en octobre-novembre ; perdent leurs propriétés en vieillissant.

Propr. médic. : à l'intérieur, diurétique et sudorifique (hydropisies), tonique et stomachique (inappétence, dyspepsie, scorbut); *à l'extérieur*, excitant de la peau (rhumatisme chronique).

Us. int. Infusion de fruits (10 à 20 gr. p. 1 litre d'eau). Décoction de bois (30 à 60 gr. p. 1 litre d'eau).

Us. ext. Fumigations (en brûlant les baies sur une pelle ou des charbons ardents).

Sabine. — Arbrisseau à feuilles pointues, résineuses, toujours vertes ; fleurs dioïques ; fruits d'un bleu foncé.

Habitat, Cult. Croît dans les lieux pierreux du midi de l'Europe. Semis de graines ou boutures. Terre légère, au levant.

Parties us. Les feuilles.

Réc. En toute saison.

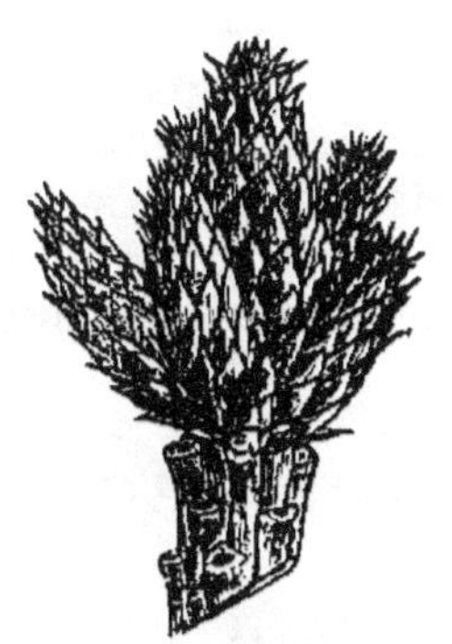

Fig. 11. Bourgeon de Sapin.

Propr. médic. : à l'intérieur, excitant, emménagogue, vermifuge, mais *très dangereux ;*

à l'extérieur, détruit les verrues, chairs fongueuses, etc.

Us. int. Infusion (1 à 5 gr. p. un litre d'eau). Poudre (10 à 30 centigr.).

Us. ext. Poudre (n'en employer qu'une petite quantité à la fois).

Pins, Sapins, Mélèze. — Arbres hauts de 25 à 30 mètres, et plus ; feuilles alternes, toujours vertes (sauf celles du mélèze) ; fleurs dioïques, en chatons mâles ou femelles ; fruits en cônes.

Habitat, Cult. La plupart forment spontanément de vastes forêts dans presque toutes les provinces de France. Culture facile, même dans les terrains arides, par semis de graines.

Parties us. Bourgeons de sapin (fournis principalement par le pin argenté ou commun, fig. 11); sève de pin maritime; goudron; térébenthine et essence de térébenthine; produits dérivés (créosote, acide phénique, etc.)

Propr. médic. : à l'intérieur, ces diverses parties sont sudorifiques et excitantes de la peau, stimulantes des voies aériennes et urinaires, expectorantes et diurétiques (rhumatisme chronique, maladies chroniques de la peau, catarrhe des bronches ou de la vessie);

à l'extérieur, elles sont stimulantes de la peau (douleurs névralgiques ou rhumatismales, maladies chroniques de la peau).

Us. int. Infusion de bourgeons (20 à 30 gr. p. un litre d'eau). Térébenthine et essence de térébenthine (6 à 12 capsules par jour). Goudron (100 gr. p. 3 litres d'eau distillée; laissez en contact, pendant 24 heures, dans une cruche de grès, en agitant souvent; rejetez cette première eau, et ajoutez-en une nouvelle quantité; nouveau contact de 8 à 10 jours en agitant souvent; filtrez). Sève de pin maritime (1 à 6 verres par jour).

Us. ext. Infusion de bourgeons (même dose) pour lotions; bourgeons en combustion pour fumigations. Branches en combustion pour fumigations et bains résineux. Essence de térébenthine, pure ou coupée d'huile, pour frictions. Goudron (20 à 60 gr. p. 1 litre d'eau) pour lotions et bains.

AMENTACÉES

Aune ou **Aulne**. — Arbre haut de 10 à 15 mètres, très commun dans nos forêts, surtout dans les lieux humides.

Parties us. L'écorce, les feuilles.

Propr. médic. Astringentes, fébrifuges.

Us. int. Poudre de l'écorce (10 à 30 gr.), comme fébrifuge.

Us. ext. Décoction concentrée de l'écorce en gargarismes ou injections. Feuilles fraîches en applications sur le sein pour empêcher la montée du lait ou pour résoudre l'engorgement laiteux.

Chêne. — Arbre très répandu dans nos forêts et très connu.

Parties us. Écorce, glands.

Propr. médic. L'écorce est un astringent très puissant (diarrhée, fleurs blanches, plaies saignantes, hémorragies, etc.). Les glands sont toniques, antiscrofuleux (engorgements, rachitisme).

Us. int. Infusion de glands torréfiés, *café de glands* (30 à 40 gr. p. un litre d'eau).

Us. ext. Décoction d'écorce (30 à 60 gr. p. 1 litre d'eau), pour lotions, gargarismes, injections, etc.

Noyer. — *Habitat, Cult.* Originaire de Perse, acclimaté en France, mais sensible au froid. Terrains sablonneux.

Parties us. Les feuilles (fraîches de préférence) ; le brou (enveloppe verte du fruit).

Réc. Les feuilles au printemps et en été ; le brou en juillet.

Propr. médic. : à l'intérieur, tonique, dépuratif (affections scrofuleuses de toutes sortes) ;

à l'extérieur, astringent et dépuratif.

Us. int. Feuilles : infusion (10 à 20 gr. p. 1 litre d'eau), ou décoction (15 à 30 gr.). Brou, décoction (30 à 60 gr.)

Us. ext. Décoction de feuilles pour lotions, injections, etc.

Peuplier noir [*peuplier commun*] — Arbre des bois humides et des endroits marécageux de toute la France.

Parties us. Bourgeons récoltés avant leur épanouissement.

Propr. médic. Sudorifiques et diurétiques.

Us. int. Infusion (10 à 20 gr. p. 1/2 litre d'eau).

Us. ext. Macération dans l'huile pour frictions sur les douleurs névralgiques et rhumatismales.

Saule [*osier blanc*]. — Arbre très répandu dans les endroits humides et marécageux.

Partie us. L'écorce.

Propr. médic. : à l'intérieur, fébrifuge (fièvres intermittentes), tonique (paresse du tube digestif, diarrhée);

à l'extérieur, astringent (plaies, ulcères).

Us. int. et ext. Décoction (30 à 60 gr. p. 1 litre d'eau).

URTICINÉES

Figuier. — Arbre de moyenne grandeur; feuilles alternes, grandes, épaisses, échancrées en cœur; fleurs dioïques; fruits charnus.

Habitat, Cult. Dans le Midi seulement.

Parties us. Les fruits *(figues)*.

Propr. médic. Les figues sont émollientes et adoucissantes (inflammation de la bouche, de la gorge, des voies aériennes).

Us. int. et *ext.* Décoction de figues incisées dans l'eau ou le lait, pour tisane ou gargarismes (le liquide s'aigrit facilement).

Houblon. — Plante dioïque, volubile ; feuilles opposées, rudes, stipulées ; fleurs femelles placées à l'aisselle d'écailles imbriquées, dont l'ensemble forme un *cône* membraneux.

Habitat, Cult. Croît dans les haies. Se cultive en grand pour la fabrication de la bière.

Parties us. Les cônes (fig. 12).

Réc. A la fin d'août. Dessiccation au four ou à l'étuve.

Propr. médic. Tonique digestif (inappétence, mauvaises digestions) et général (affaiblissement, lymphatisme), dépuratif (maladies de peau), diurétique et sudorifique (hydropisies), vermifuge.

Us. int. Décoction ou mieux infusion (15 à 30 gr. p. 1 litre d'eau.)

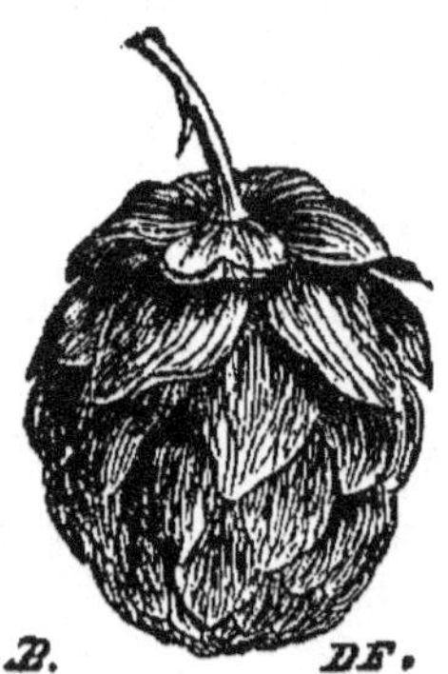

Fig. 12. Cône de Houblon.

Mûrier noir. — Arbre haut de 8 à 12 mètres ; feuilles alternes, dentées, aiguës ; fleurs monoïques ou dioïques, en épis ; fruits charnus, rouges, puis noirs.

Habitat, Cult. Originaire de Perse. Terrain léger, à l'ombre. Semis de graines, boutures ou marcottes.

Parties us. Ecorce de la racine ; fruits.

Réc. Un peu avant l'entière maturité des fruits.

Propr. médic. Fruits rafraîchissants (inflammation de la bouche et de la gorge). Ecorce purgative et vermifuge.

Us. int. Sirop de mûres en gargarisme. Décoction de la racine (15 gr. pour 250 gr. d'eau).

Ortie brûlante [*ortie grièche, petite ortie*] et **Ortie dioïque** [*grande ortie, ortie commune*]. — Plantes qui croissent partout dans les lieux incultes ; tiges carrées ; feuilles opposées, garnies de poils dont l'intérieur est rempli d'un liquide âcre et caustique, qui, introduit sous la peau, détermine une forte irritation (plus vive avec la première).

Parties us. Toute la plante.

Propr. médic. : à l'intérieur, astringentes (hémorragies, crachements de sang, pertes, diarrhée, etc.);

à l'extérieur, révulsif puissant.

Us. int. Infusion ou décoction des feuilles (30 à 60 gr. p. un litre d'eau). Suc exprimé (60 à 120 gr.).

Us. ext. Flagellation avec une poignée d'ortie fraîche.

Pariétaire [*herbe de Notre-Dame, perce-muraille, casse-pierre, vitriol*, etc.]. — Plante vivace : tige rameuse, de 50 à 60 centimètres; feuilles alternes, rudes et velues; fleurs polygames.

Habitat. Croît dans les fentes et au pied des murs.

Part. us. Toute la plante.

Réc. Tout l'été.

Propr. médic. Diurétique.

Us. int. Infusion (15 à 30 gr. p. 1 litre d'eau).

EUPHORBIACÉES

Buis. — Arbrisseau à racine rameuse, d'un blanc jaunâtre, amère; feuilles opposées, persistantes, lisses, vert foncé; fleurs monoïques, jaunes; fruit capsulaire, globuleux.

Habitat, Cult. Croît spontanément dans les bois du Midi. Se multiplie par semis de graines, boutures, marcottes, greffes. Terre légère.

Parties us. Bois, écorce de la racine, feuilles.

Propr. médic. Le bois et la racine sont sudorifiques; les feuilles sont purgatives.

Us. int. Infusion ou décoction de bois (30 à 60 gr. pour un litre d'eau); de feuilles (60 à 90 gr.).

Croton. — Plante des îles Moluques, non acclimatée en France, dont les graines (*graines de Tilly, petits pignons d'Inde*) donnent une huile d'odeur désagréable, jaune et fluide, ou brune et épaisse.

Propr. médic. : à l'intérieur, cette huile est un purgatif drastique, qui doit être employé prudemment;

à l'extérieur, c'est un révulsif énergique.

Us. int. Une demi-goutte à une goutte dans une tisane gommeuse ou mucilagineuse; deux gouttes au maximum.

Us. ext. 5 à 15 gouttes, mêlées au double d'huile d'amandes douces, pour frictions.

Euphorbe indigène [*épurge*] (fig. 13). — Racines pivotantes; tiges cylindriques, hautes de 1 mètre 50 environ; feuilles opposées, linéaires, d'un vert glauque; fleurs monoïques, d'un jaune verdâtre.

Habitat et *Cult.* Spontanée dans les terrains sablonneux. Semis de graines, au printemps. Terre fraîche.

Parties us. Les graines, qui donnent une huile fauve clair, fluide, d'odeur forte.

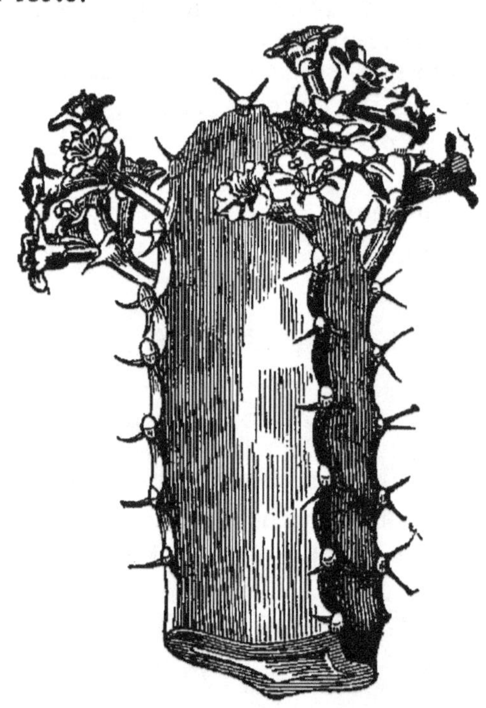

Fig. 13. Euphorbe.

Propr. médic. : à *l'intérieur*, purgatif drastique violent, un peu moins dangereux que le croton ;

à *l'extérieur*, rubéfiant et vésicant, caustique (verrues), sternutatoire.

Us. int. 6 à 12 graines en nature, ou 30 centigr. à 1 gr. d'huile.

Us. ext. Huile en frictions, ou suc de la plante comme topique.

Mercuriale [*foirolle*]. — Plante annuelle à racines fibreuses; tige rameuse, anguleuse ; feuilles opposées; fleurs dioïques.

Habitat. Très commune dans les lieux cultivés.

Parties us. La plante entière.

Propr. médic. Purgatif doux.

Us. int. Décoction (20 à 30 gr. p. 1 litre d'eau) en tisane; suc exprimé (30 à 100 gr.).

Us. ext. Miel de mercuriale (60 à 120 gr.) ou suc (30 à 60 gr.) en lavement.

Ricin. — Arbre de moyenne grandeur dans les pays chauds, plante annuelle en France ; tige haute de un à trois mètres, fistuleuse ; feuilles très grandes, alternes, palmées, stipulées ; fleurs monoïques ; fruit capsulaire, à graines ovoïdes, grises, tachetées de brun, grosses comme un haricot.

Habitat, Cult. Originaire de l'Afrique et de l'Inde. Cultivé dans le midi de la France : semis de graines, terre fraiche, exposition chaude.

Parties us. Les graines, qui donnent une huile épaisse et transparente.

Réc. En automne.

Propr. médic. Purgatif doux.

Us int. Huile (10 gr. pour les enfants, 20 à 40 gr. pour les adultes), pure, ou dans du bouillon d'herbes, du café, du thé léger, etc.

Us. ext. En lavement (60 gr. p. 250 gr. de décoction de guimauve).

LAURINÉES

Camphrier du Japon. — Arbre de la Chine et du Japon, non acclimaté en France, dont les branches, le tronc et les racines, chauffés avec de l'eau dans de grandes cucurbites, donnent le *camphre,* qui, purifié ou raffiné en Europe, est en pains de un à deux kilogr., arrondis, pourvus d'une large ouverture médiane, blancs, transparents, gras au toucher, cristallins, de saveur amère et piquante, d'odeur forte particulière.

Propr. médic. et *Us. : à l'intérieur,* calmant, antispasmodique, sudorifique (25 centigr. à 1 gr.);

à l'extérieur, antiseptique, employé pour pansements, sous forme d'*eau camphrée* (10 gr. p. 1 litre d'eau distillée), d'*alcool camphré* (1 partie de camphre p. 9 d'alcool à 90°), d'*eau-de-vie camphrée* (1 partie de camphre pour 9 d'alcool à 60°).

Laurier commun ou **d'Apollon** [*laurier-sauce,* ne pas le confondre avec le *laurier-cerise* ni avec le *laurier-rose*]. — Arbre à feuilles alternes, ovales, luisantes; fleurs dioïques ou hermaphrodites; baie ovale.

Habitat, Cult. Originaire d'Afrique, naturalisé dans le midi de la France, cultivé dans les jardins : semis de graines sur couches; doit être rentré en hiver; en pleine terre, exposition abritée.

Parties us. Les feuilles, les fruits.

Propr. médic. Les feuilles sont digestives (gaz intestinaux, diges-

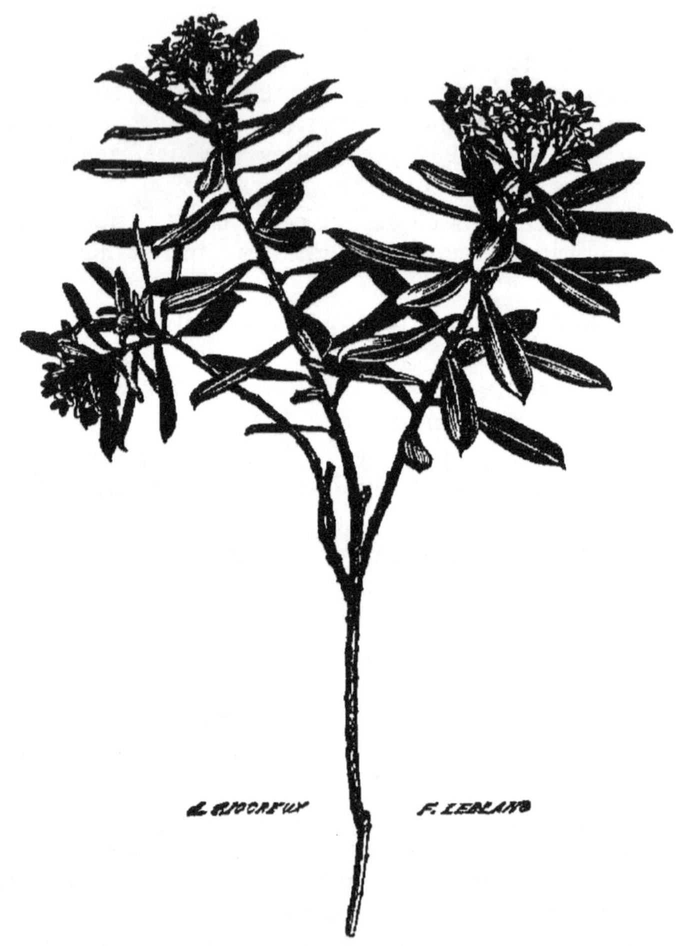

Fig. 14. Garou.

tions laborieuses), expectorantes (catarrhe des bronches), diurétiques et sudorifiques. Les fruits sont moins actifs.

Us. int. Infusion de feuilles (10 à 20 gr. p. 1 litre d'eau) ou de fruits (4 à 15 gr.)

THYMÉLÉES

Garou [*sain-bois*] (fig. 14), **Mézéréon** [*bois-gentil*], **Lauréole, Thymélée.** — Arbrisseaux du midi de la France, qui diffèrent surtout par la couleur de leurs fleurs (blanchâtres dans le premier, purpurines chez le deuxième, verdâtres chez le troisième, jaunes dans le quatrième), et dont l'écorce, pliée longitudinalement en deux ou repliée plusieurs fois sur elle-même, peut être employée indifféremment.

Cult. Semis de graines ; terre fraîche et ombragée.

Partie us. L'écorce.

Réc. Printemps et automne.

Propr. médic. : à l'intérieur, purgatif, dépuratif, fondant, sudorifique, diurétique (scrofule, dartres), mais dangereux ;

à l'extérieur, rubéfiant et vésicant.

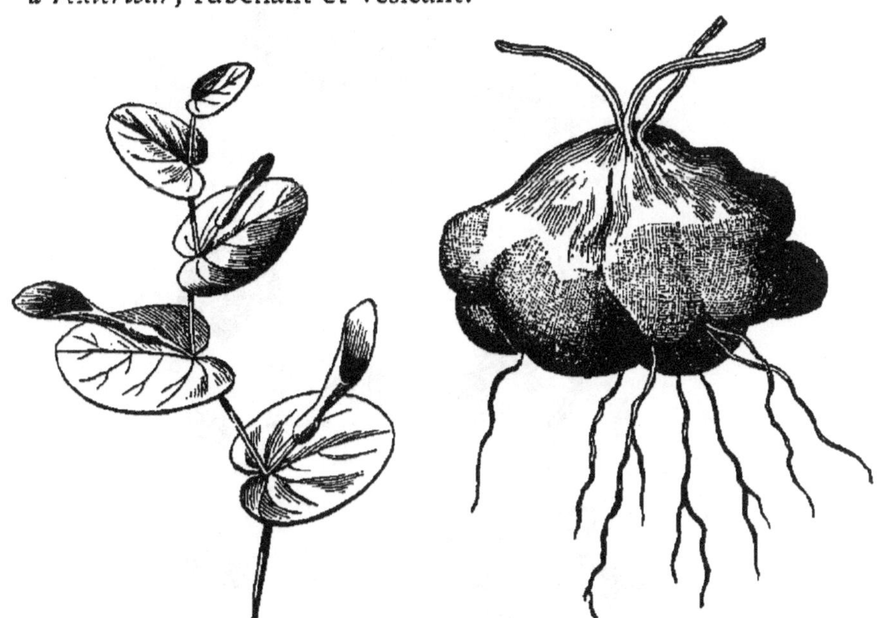

Fig. 15. Aristoloche ronde, sommité et souche.

Us. int. Décoction de mézéréon (1 à 8 gr. p. 1 litre 1/2 d'eau, réduit à 1 litre) : 2 à 4 tasses par jour.

Us. ext. Ecorce de garou, trempée dans de l'eau ou du vinaigre, et appliquée sur la peau. Pommade de garou pour entretenir les vésicatoires et cautères. Pois à cautères.

ARISTOLOCHIACÉES

Aristoloche clématite (ne pas confondre avec la vraie **clématite**), **Aristoloche ronde** (fig. 15), **Aristoloche longue**, **Aristoloche menue** ou **crénelée**. — Plantes vivaces du midi de la France (Languedoc et Provence), dont la racine, douée de propriétés semblables (surtout prononcées chez la première), est grosse comme une plume d'oie, brune, très longue, pour la première ; en tubercules arrondis et mamelonnés, pour la deuxième ; longue de 15 centimèt., brune extérieurement, jaunâtre à l'intérieur, pour la troisième ; gris jaunâtre, garnie de radicelles très longues, pour la dernière.

Cult. Semis de graines.

Partie. us. Racine.

Propr. médic. Emménagogue, stimulant.

Us. int. Infusion ou décoction (12 à 15 gr. p. 1 litre d'eau).

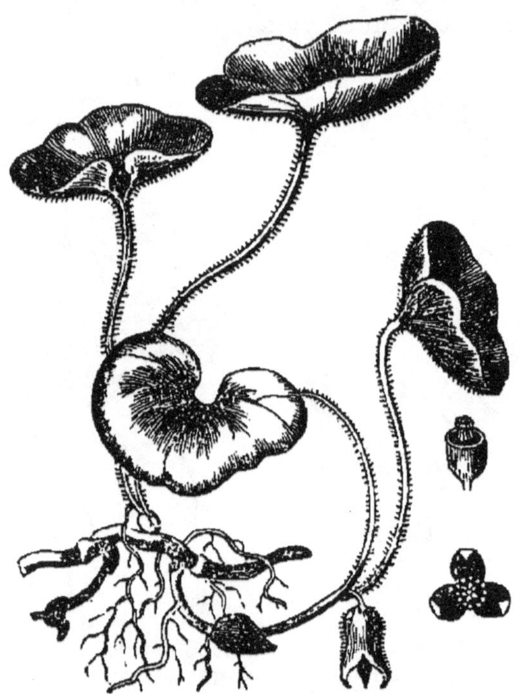

Fig. 16. Asaret.

Asaret. [*cabaret, nard sauvage, oreille d'homme*] (fig. 16). — Plante herbacée, dont la racine, formée d'une petite souche horizontale, d'un blanc grisâtre, de la grosseur d'une plume à écrire, d'où partent des fibrilles grêles et rameuses, a une odeur forte, camphrée, pénétrante, une saveur âcre, nauséabonde et poivrée.

Habitat, Cult. Lieux ombragés.

Parties us. Racine, feuilles.

Réc. La racine, au printemps et à l'automne ; les feuilles, en été.

Propr. médic. Vomitif, stimulant, vermifuge, sternutatoire.

Us. int. Poudre de racine (1 gr. 50 à 2 gr., de racine sèche ; 30 à 50 centigr., de racine fraîche). Infusion de feuilles fraîches (6 à 15 feuilles dans 200 gr. d'eau).

POLYGONÉES

Bistorte. — Plante vivace ; racine grosse comme le pouce, deux fois repliée sur elle-même, noirâtre et striée transversalement à l'extérieur, rougeâtre intérieurement, d'une saveur acerbe ; tige noueuse ; feuilles allongées, ondulées ; fleurs roses, en épi.

Habitat. Très commune dans les prairies ombragées.

Partie us. Racine.

Propr. médic. Astringent puissant (diarrhée, hémorragies, écoulements).

Us. int. Décoction (30 à 60 gr. p. 1 litre d'eau). Macération dans l'eau froide (15 à 30 gr. p. 1 litre).

Oseille [*alleluia, surelle*]. — Plante potagère, dont les feuilles doivent leur acidité au sel acide *(sel d'oseille)* qu'elles renferment : leur usage exagéré peut provoquer la gravelle.

Parties. us. La racine, les feuilles.

Propr. médic. : à l'intérieur, la racine est diurétique ; les feuilles sont rafraîchissantes, antiscorbutiques, et calment instantanément les douleurs et l'inflammation de la bouche produite par une plante âcre (bryone, euphorbe, etc.) qu'on aurait mâchée ;

à l'extérieur, les feuilles sont résolutives et maturatives.

Us. int. Décoction de racine ou de feuilles, pour tisanes. Suc des feuilles (100 à 200 gr.). Bouillon d'herbes (oseille, laitue, cerfeuil).

Us. ext. Cataplasmes de feuilles cuites sous la cendre.

Patience. — Plante vivace ; racine fusiforme, grosse comme le pouce, brune en dehors, jaune à l'intérieur, de saveur âpre et amère ; tige cannelée, pouvant atteindre deux mètres de hauteur ; feuilles alternes, ovales, grandes ; fleurs petites, verdâtres.

Habitat, Cult. Peu difficile sur le terrain et l'exposition. Semis de graines.

Partie us. Racine.

Réc. Fraîche, en toute saison. Pour la conserver, en été : on la sèche au soleil ou à l'étuve, et on la coupe en tronçons.

Propr. médic. Tonique, dépurative (maladies de peau, engorgements scrofuleux).

Us. int. Décoction (30 à 60 gr. p. 1 litre d'eau).

Persicaire [*poivre* ou *piment d'eau, renouée âcre*]. — Plante annuelle; racines fibreuses; tige noueuse, rougeâtre; feuilles alternes, simples ; fleurs d'un blanc rosé, en épis.

Habitat. Très commune dans les lieux humides.

Parties us. L'herbe entière.

Réc. Tout l'été (mieux vaut l'employer fraîche).

Propr. médic.: à l'intérieur, stimulante et diurétique (hydropisies, catarrhe de la vessie);

à l'extérieur, rubéfiante (pour remplacer la moutarde), et détersive (ulcères et engorgements scrofuleux).

Us. int. Infusion (5 à 15 gr. p. 1 litre d'eau).

Us. ext. Décoction (15 à 30 gr. p. 1 litre d'eau), pour lotions.

Renouée [*renouée des oiseaux, traînasse*]. — Plante annuelle; racine chevelue, rampante ; tige couchée, noueuse; feuilles alternes; fleurs blanches ou rougeâtres.

Habitat. Très commune partout.

Parties us. L'herbe entière.

Propr. médic. Astringent léger (diarrhée).

Us. int. Décoction (30 à 60 gr. p. 1 litre d'eau).

Rhapontic. [*rhubarbe de France*]. Voy. RHUBARBE.

Rhubarbe. — Nom collectif des racines de trois plantes vivaces, l'une indigène, les deux autres exotiques, mais naturalisées en France :

La *rhubarbe de Chine* (fig. 17), *de Perse* ou *des Indes, rhubarbe palmée*, en morceaux compacts, arrondis, d'un jaune sale extérieurement, à cassure marbrée, de saveur amère, teignant la salive en jaune orange, croquant fortement sous la dent ;

La *rhubarbe de Moscovie, rhubarbe palmée, vraie rhubarbe*, d'un jaune plus pur, d'une cassure moins compacte, marbrée de veines rouges et blanches irrégulières ; c'est la plus estimée ;

La *rhubarbe de France, rhapontic, rhubarbe compacte*, épaisse, ligneuse, gris rougeâtre à l'extérieur, à cassure marbrée de stries rayonnantes rouges et blanches, de saveur astringente et mucilagineuse, ne croquant pas sous la dent, teignant la salive en jaune.

Cult. Terrain profond et frais; exposition ombragée ; semis de graines.

Partie us. Racine.

Réc. A l'automne ou pendant l'hiver de la 4e année (terrains chauds) ou de la 5e (terrains frais). Coupées et séchées à l'air libre, elles ne doivent être enfilées qu'au bout de 5 à 6 jours; elles ne sont bien sèches qu'après 6 semaines ou 2 mois d'exposition à l'air.

Propr. médic. Tonique, stomachique (inappétence, paresse de l'estomac, dyspepsie); purgative, à dose plus forte.

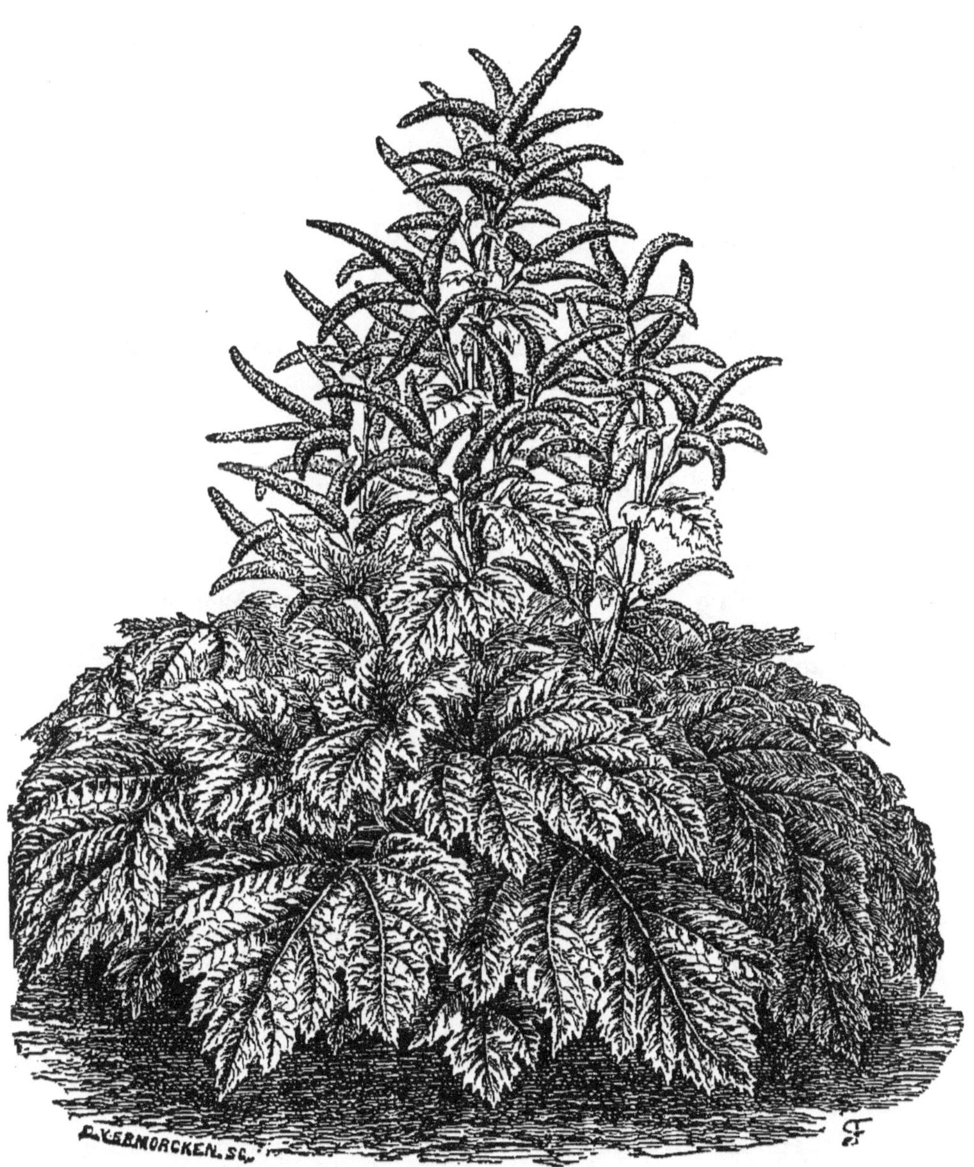

Fig. 17. Rhubarbe de Chine.

Us. int. Poudre de racine (30 à 60 centigr. comme tonique, 1 à 4 gr. comme purgatif). Infusion ou macération (6 à 10 gr. p. 250 gr. d'eau bouillante), comme purgatif. Ces doses doivent être augmentées d'un quart ou d'un tiers quand on fait usage de la rhubarbe indigène, ou des rhubarbes exotiques, mais cultivées en France.

CHÉNOPODÉES

Ambroisie [*thé du Mexique*] (fig. 18). — Plante originaire du Mexique, cultivée dans le midi de la France, dont toutes les parties répandent une odeur agréable qui persiste dans la plante sèche.

Cult. Semis sur couches au printemps, exposition chaude, terre légère.

Parties us. Sommités, graines.

Propr. médic. Les sommités sont regardées comme stimulantes, emménagogues, expectorantes, antiasthmatiques ; les fruits sont vermifuges.

Us. int. Infusion des sommités (20 à 25 gr. p. 1 litre d'eau) ou des graines (8 à 10 gr.).

CARYOPHYLLÉES

Saponaire [*herbe à foulon, savonnière*]. — Plante vivace, à racine longue, noueuse, grosse comme un tuyau de plume, gris rougeâtre à l'extérieur, jaune à l'intérieur, de saveur d'abord mucilagineuse et douceâtre, puis âcre ; tige haute de 60 à 80 centimèt. ; feuilles opposées, lancéolées ; fleurs rose pâle.

Habitat, Cult. Très commune dans les champs et les bois. Culture facile dans tous les terrains : semis de graines.

Parties us. La racine, les feuilles, les sommités fleuries.

Réc. Les feuilles, en juin : difficiles à bien sécher. Les racines en toute saison.

Propr. médic. Les racines sont toniques et dépuratives (maladies de peau, scrofule, syphilis). Les feuilles sont sudorifiques.

Us. int. Décoction de racine ou de feuilles (15 à 30 gr. p. 1 litre d'eau).

VIOLARIÉES

Violette odorante — Plante herbacée, à racine tortueuse, horizontale, pourvue de fibres grêles ; feuilles cordiformes ; fleurs d'odeur et de couleur spéciales (rarement blanches).

Habitat, Cult. Croît dans les lieux couverts. Se propage par éclats de pieds ; terrain fort et ombragé.

Parties us. Racine, fleurs, feuilles.

Réc. Racine en automne. Fleurs en mars : on les fait sécher

rapidement, entre deux papiers, dans une étuve chauffée à 40°,
après en avoir séparé les calices et les étamines; on les conserve

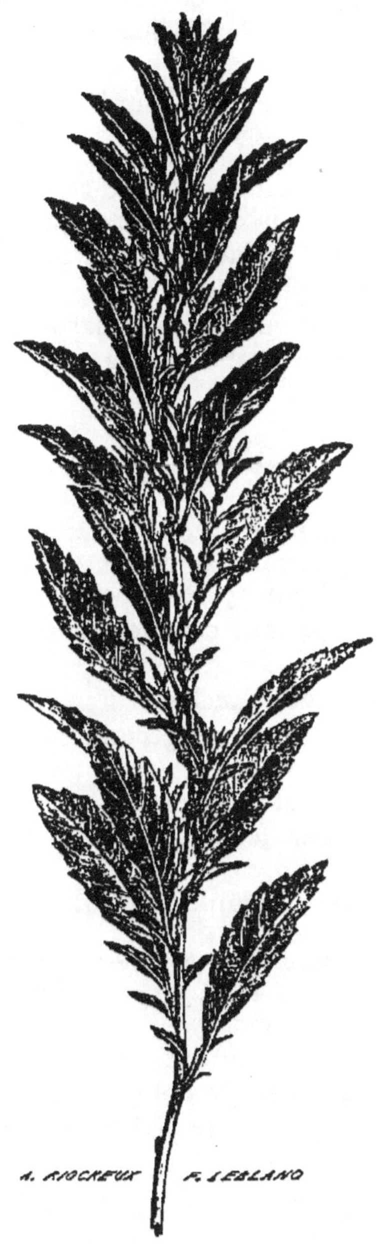

Fig. 18. Ambroisie.

dans des vases bien secs, imperméables à la lumière et à l'humidité.

Propr. médic. La racine est vomitive. Les fleurs sont pectorales, adoucissantes de la toux. Les feuilles sont émollientes.

Us int. Décoction de la racine (vomitif: 8 à 10 gr. p. 300 gr. d'eau, réduits à 100 gr.). Infusion des fleurs (pectorale : 2 à 10 gr. p. 1 litre d'eau).

Us. int. Décoction des feuilles pour lotions, cataplasmes, etc.

Pensée sauvage [*violette des champs*]. — Plante annuelle, à racine pivotante ; tige haute de 15 à 30 centimèt. ; feuilles oblongues, stipulées ; fleurs violacées ou blanc jaunatre.

Habitat. Très commune dans les champs sablonneux.

Parties us. Toute la plante en fleurs.

Propr. médic. Dépurative (scrofule, dartres, croûtes de lait).

Us. int. Infusion ou décoction (30 à 60 gr. p. 1 litre d'eau).

CRUCIFÈRES

Alliaire. — Plante herbacée, vivace, d'odeur et de saveur alliacées ; racine napiforme ; tige haute de 50 à 60 centimèt. ; feuilles alternes, cordiformes ; fleurs petites, blanches, en grappe.

Habitat. Se trouve partout dans les endroits ombragés.

Parties us. Les feuilles, les graines.

Réc. Doit être employée fraîche.

Propr. médic. : à l'intérieur, expectorante, diurétique, antiscorbutique ;

à l'extérieur, détersive et rubéfiante.

Us. int. Infusion des feuilles ou des graines (30 à 60 gr. p. 1 litre d'eau).

Us. ext. Cataplasmes de feuilles, ou suc exprimé.

Bourse à pasteur [*thlaspi*]. — Plante annuelle, à racine pivotante ; tige haute de 10 à 50 centimèt. ; feuilles d'un vert glauque ; fleurs petites, blanches.

Habitat. Très commune partout.

Parties us. L'herbe entière, employée fraîche.

Propr. médic. Astringent (diarrhée, crachements de sang, hémorragies).

Us. int. Décoction (30 à 40 gr. p. 1 litre d'eau). Infusion (100 gr. p. 1 litre d'eau).

Chou. — Plante potagère, fournissant un grand nombre de variétés alimentaires. En médecine, on emploie parfois le *chou rouge,* comme pectoral, dans les rhumes et bronchites chroniques, sous forme de sirop; — et le *chou vert*, frisé, soit à l'intérieur, bouilli dans le lait ou simplement mangé, comme antiscorbutique; soit à l'extérieur, en applications de plusieurs feuilles sur la peau de régions atteintes de rhumatisme, comme sudorifique.

Cochléaria [*herbe aux cuillers*] (fig. 19). — Plante annuelle, à racines fusiformes, garnies d'un chevelu abondant; feuilles de

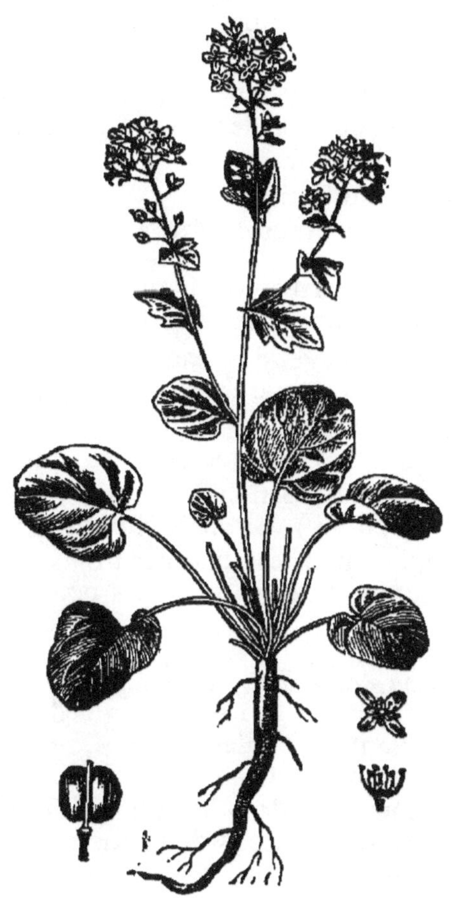

Fig. 19. Cochlearia.

saveur âcre et amère (comme le cresson), les inférieures arrondies, lisses et luisantes, les supérieures anguleuses; fleurs blanches, en grappes.

Habitat. Cult. Lieux humides. Semis de graines au printemps; terrain frais, ombragé.

Parties us. Les feuilles.

Réc. Au début de la floraison (mai à juillet). Doit être employé frais.

Propr. médic. Stimulant, antiscorbutique (scorbut, scrofule, engorgements glandulaires, maladies de peau).

Us. int. Infusion (20 à 50 gr. p. 1 litre d'eau, de vin, de bière). Fait partie du sirop et du vin antiscorbutiques.

Cardamine [*cresson des prés*]. — Plante vivace, herbacée, haute de 25 centimèt.; feuilles alternes, pinnées; fleurs d'un violet pâle, grandes, en épis.

Habitat. Croît en abondance dans les prairies humides.

Parties us. L'herbe entière, les sommités fleuries.

Réc. Plus active à l'état frais.

Propr. médic. Antiscorbutique.

Us. int. Décoction ou infusion (30 à 60 gr. p. 1 litre d'eau).

Cresson de fontaine. — Plante d'odeur aromatique, de saveur piquante, bien connue de tout le monde.

Habitat, Cult. Voisinage des eaux courantes. On le sème au printemps. Il ne s'emploie que frais, au printemps et en été.

Parties us. L'herbe entière.

Propr. médic. Les mêmes que celles du cochléaria.

Us. int. Infusion ou décoction (30 à 60 gr. p. 1 litre d'eau). Suc exprimé (60 à 120 gr.). Sirop et vin antiscorbutiques.

Us. ext. Herbe pilée pour cataplasmes froids sur les ulcères scrofuleux ou scorbutiques. Feuilles mâchées pour raffermir les gencives.

Raifort [*cranson, cochléaria de Bretagne*]. — Plante vivace, à racine cylindrique, blanche, charnue, longue de 30 à 70 centimèt., amère, âcre et brûlante; feuilles grandes, elliptiques, dentées; fleurs blanches, en grappes.

Habitat, Cult. Commun dans les lieux humides, surtout en Bretagne. On plante les tronçons de racine au printemps.

Partie us. La racine.

Propr. médic. Les mêmes que celles du cochléaria.

Us. int. Infusion (15 à 30 gr. p. 1 litre d'eau). Suc (15 à 30 gr.).

Moutarde noire [*sénevé*]. — Plante annuelle, à tige haute de 75 cent. a 1 mètre; feuilles grandes, un peu épaisses; fleurs petites, jaunes, en grappes; graines très petites, presque rondes, rouge noirâtre, à surface chagrinée, donnant une poudre âcre, de couleur citrine, d'odeur pénétrante.

Habitat, Cult. Très commune dans les terrains incultes. Culture facile, par semis de graines faits au printemps, dans un terrain frais et léger.

Parties us. Les graines.

Réc. A la fin d'août. Il faut employer la farine de poudre récemment pilée.

Propr. méd. : à l'intérieur, stimulante et antiscorbutique ; *à l'extérieur,* révulsive et rubéfiante (douleur névralgique, congestion, apoplexie, syncope, convulsions, etc.).

Us. int. Poudre de graines (8 à 15 gr. dans 300 gr. de lait).

Us. ext. Cataplasmes *(sinapismes)* préparés avec la farine de moutarde délayée dans l'eau froide ou dégourdie (jamais chaude), pure ou vinaigrée ; ou cataplasmes de farine de lin saupoudrés de farine de moutarde : 10 à 30 minutes d'application.

Moutarde blanche. — Espèce voisine de la précédente : graines plus grosses, lisses.

Propr. médic. Les mêmes que la moutarde noire. Employée surtout à l'intérieur, comme laxatif : 1 à 2 cuillerées à bouche de graines prises en se couchant ou dans l'intervalle des repas.

Passerage (Grande). — Plante vivace ; tige haute de 1 mètre ; feuilles ovales, d'un vert glauque ; fleurs petites, blanches.

Habitat. Lieux ombragés et humides.

Parties. us. Toute la plante, employée fraîche.

Propr. médic. : à l'intérieur, stimulante, antiscorbutique, diurétique ; *à l'extérieur,* rubéfiante, détersive.

Us. int. Infusion des feuilles (30 à 60 gr. p. 1 litre d'eau). Décoction des racines (15 à 30 gr.).

Us. ext. Feuilles ou racines pilées, en cataplasmes : ou décoction pour lotions, etc.

Petite Passerage, Passerage des décombres. Cresson alénois ou **Nasitort** : mêmes propriétés que l'espèce précédente.

Vélar [*herbe aux chantres*]. — Plante annuelle, à tige rameuse, haute de 50 à 60 centimèt. ; feuilles d'un vert sombre, dentées ; fleurs jaunes, très petites.

Habitat. Très commune partout.

Parties us. Les feuilles employées fraîches (mai et juin).

Propr. médic. Elles sont expectorantes et passent pour éclaircir la voix.

Us. int. Infusion (30 à 60 gr. p. 1 litre d'eau).

FUMARIACÉES

Fumeterre [*fiel de terre*]. — Plante annuelle dont toutes les parties ont une amertume désagréable; racine pivotante; tige rameuse, haute de 25 à 30 centimèt.; feuilles alternes, glauques; fleurs petites, d'un blanc rougeâtre.

Habitat. Très commune partout.

Parties. us. L'herbe entière.

Réc. Au début de la floraison (juin).

Propr. médic. Tonique et dépurative (scrofule, dartres).

Us. int. Décoction ou infusion (30 à 60 gr. p. 1 litre d'eau). Suc (60 à 200 gr.).

PAPAVÉRACÉES

Chélidoine [*grande éclaire, herbe d'hirondelle*]. — Plante vivace, qui contient un suc jaunâtre, caustique, très amer, d'odeur désagréable; racine fusiforme, brun rougeâtre; tige cylindrique, rameuse; feuilles alternes, glauques; fleurs jaunes, en ombelles.

Habitat. Croit sur les murailles et dans les décombres.

Parties us. La racine, les feuilles, le suc.

Propr. médic.: à l'intérieur, poison violent à haute dose; à dose moyenne, purgatif, vomitif, diurétique, antidartreux (jaunisse, scrofule, hydropisie, maladies de peau chroniques); *à l'extérieur,* caustique (destruction des cors, verrues et poireaux).

Us. int. Décoction des feuilles fraîches (15 à 30 gr. p. 1 litre d'eau), ou de la racine (10 à 15 gr.).

Us. ext. Suc de la plante fraîche appliqué localement.

Coquelicot [*ponceau, pavot des champs*]. — Plante annuelle, très commune dans les champs.

Parties us. Pétales.

Réc. Ils peuvent être recueillis pendant tout le temps de la floraison; ils doivent être séchés rapidement à l'étuve, et conservés à l'abri de l'air et de l'humidité.

Propr. médic. Pectoraux, sudorifiques, légèrement narcotiques.

Us. int. (10 à 20 gr. p. 1 litre d'eau).

Pavots. — On cultive deux espèces de pavot:

Le *pavot blanc*, qui a quatre pétales, grands, blancs ou violacés;

des capsules ou *têtes* ovoïdes, indéhiscentes; des graines très nombreuses, réniformes, d'un blanc jaunâtre, translucides (fig. 20);

Le *pavot noir* (dont le *pavot pourpre* n'est qu'une variété), qui a des pétales d'un rouge violacé, avec une tache noirâtre à la base; des capsules arrondies, plus petites que celles du pavot blanc, s'ouvrant à leur sommet par de nombreux pertuis; des graines noirâtres.

Habitat, Cult. Originaire du Levant; la première espèce est cultivée dans le midi de la France pour l'usage médical des capsules; la seconde dans le Nord pour retirer des semences l'huile d'œillette. Semis de graines, dans tous les terrains, à l'automne ou en mars.

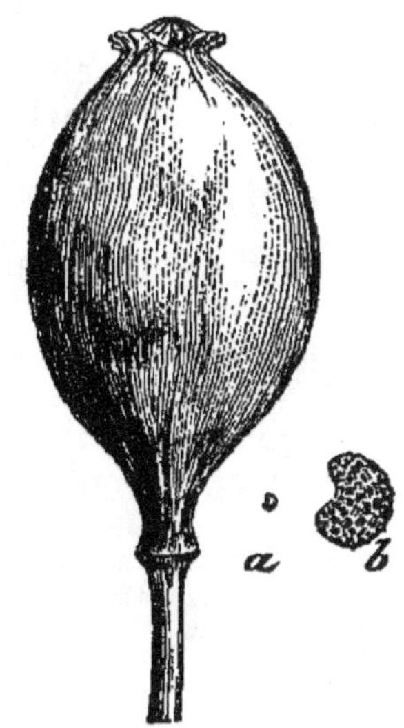

Fig. 20. Capsule et Graine de Pavot blanc.

Parties us. Capsules du pavot blanc, en nature, ou sous forme d'*opium* (suc qu'on en retire, et dont on prépare le laudanum, la morphine, et autres médicaments dangereux). L'huile d'œillette, extraite des semences de pavot noir, n'a pas d'usage médical.

Réc. On récolte les capsules quand elles sont encore vertes ou ne font que commencer à jaunir, après la chute des pétales, avant la maturité des graines. Les capsules vertes étant bien plus actives que les sèches, les doses des premières doivent être moitié moindres: il vaut mieux n'employer que les dernières.

Propr. médic. Calmantes, sédatives, soporifiques (agitation, insomnie, douleur, coliques, diarrhée, toux nerveuses, etc.).

Us. int. Décoction ou infusion des capsules incisées, débarrassées des graines (2 à 30 gr. p. 500 gr. d'eau). Eviter l'abus qu'on en fait chez les enfants. Commencer par 2 à 5 gr., pour augmenter les doses progressivement.

Us. ext. Décoction, pour lavenients, cataplasmes, etc.

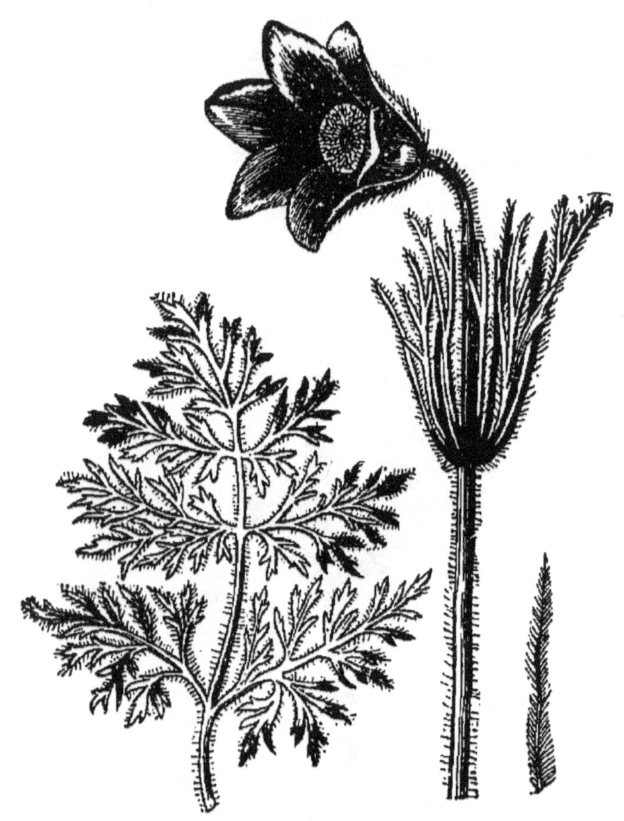

Fig. 21. Anémone pulsatille.

RENONCULACÉES

Toutes les renonculacées contiennent un principe âcre, parfois caustique, souvent vénéneux, qui les rend dangereuses. Aussi l'herboriste ne doit-il en délivrer aucune pour l'*usage interne ;* des accidents graves, mortels même, peuvent résulter de l'ingestion de pareilles tisanes.

Us. ext. On utilise les propriétés irritantes, rubéfiantes ou vésicantes de ce principe, en appliquant sur la peau une partie ou la totalité de ces plantcs, soit pour obtenir l'effet révulsif et dérivatif de la farine de moutarde et du vésicatoire, en cas de douleur névralgique ou rhumatismale, de point de côté, etc. ; soit pour modifier l'état de la peau atteinte de maladie chronique : encore faut-il, pour que ces applications soient inoffensives, que la région sur laquelle elles sont faites ne présente aucune écorchure pouvant permettre la pénétration du principe dangereux.

Ce sont :

L'**Aconit** ; très employé par les médecins sous forme d'extrait, de teinture, d'aconitine ; à l'extérieur, feuilles fraîches comme rubéfiant et vésicant ;

L'**Anémone des bois** (*sylvie, bassinet blanc, renoncule des bois*) : racines, feuilles ou fleurs, pilées ;

L'**Anémone pulsatille** (*pulsatille, coquelourde*) (fig. 21) : feuilles fraîches ;

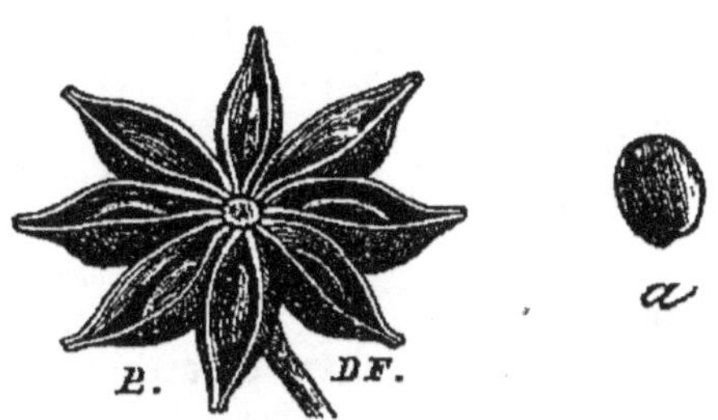

Fig. 22. Badiane.

La **Clématite des haies** ou **brûlante** (*herbe aux gueux, vigne blanche, viorne*) : feuilles fraîches ;

L'**Ellébore noir** (*rose de Noël*), l'**Ellébore fétide** (*pied de griffon*), l'**Ellébore vert** : décoction de la racine pour lotions sur les dartres invétérées ; la plante fraîche comme vésicant ;

La **Renoncule âcre** (*grenouillette, bouton d'or*), la **Renoncule bulbeuse** (*bassinet*), la **Renoncule scélérate** ou **des marais**, la **Renoncule flammule**, la **Renoncule ficaire** (*herbe aux hémorroïdes*) : la plante entière et fraîche comme rubéfiant ou vésicant (suivant la durée de l'application) ;

La **Staphisaigre** (*herbe pédiculaire, dauphinelle*) : les graines, réduites en poudre, servent à tuer les poux de la tête.

MAGNOLIACÉES

Badiane [*anis étoilé*] (fig. 22). — Arbre toujours vert de la Chine et du Japon, non acclimaté ; à fruit sec, étoilé, brun rougeâtre, de saveur aromatique et amère, d'odeur d'anis douce et suave ; à graine ovoïde, lisse, luisante, rougeâtre, contenant une amande blanche et huileuse.

Propr. médic. et *Us. int.* Les mêmes que l'anis vert (fam. des **Ombellifères**).

BERBÉRIDÉES

Epine-vinette [*vinettier*]. — Arbrisseau à racine jaune, rameuse ; tige à écorce cendrée, portant des épines aiguës ; feuilles ovales, dentées ; fleurs petites, jaunes, en grappes ; baies ovoïdes, rouges, aigrelettes.

Habitat, Cult. Très commune dans les haies. Reproduction et culture faciles, dans tous les terrains.

Parties us. Ecorce intérieure de la tige, ou mieux de la racine. Baies.

Propr. médic. L'écorce est tonique et purgative (hydropisie, engorgement du foie et de la rate). Les baies sont rafraîchissantes (inflammations).

Us. int. Décoction de l'écorce (8 à 10 gr. p. 1 litre d'eau). Suc des baies (30 à 60 gr. p. 1 litre d'eau), en limonade.

AMPÉLIDÉES

Vigne. — Arbuste sarmenteux, qui a d'innombrables variétés, que tout le monde connaît, et dont la culture et la récolte sont l'objet spécial de la viticulture.

Parties us. Les feuilles, les fruits (raisins).

Propr. médic. Les *feuilles* sont astringentes (diarrhée, hémorragies). Les *raisins verts* donnent un suc (*verjus*), qui fournit avec l'eau une boisson rafraîchissante (fièvres, inflammations). Les *raisins frais* et mûrs, mangés en nature et en grande quantité, sont rafraîchissants et laxatifs (constipation, engorgements du foie, etc.) ; de plus, le moût de raisin fermenté donne le vin, lequel, par fermentation ou distillation, se change en vinaigre ou en alcool, et ces trois produits ont de nombreux usages pharmaceutiques. Les *raisins secs* sont adoucissants et font partie des fruits pectoraux. Enfin le *marc*, résidu de raisins pressés, est tonique et stimulant (douleurs rhumatismales et articulaires).

Us. int. Décoction de feuilles (30 à 60 gr. p. 1 litre d'eau), ou suc de feuilles (60 à 100 gr.). Suc de raisins verts (100 à 200 gr. p. 1 litre d'eau). Raisins frais en nature (1 à 4 kil. p. jour). Décoction de raisins dans l'eau pure ou coupée de lait (30 à 60 gr. p. 1 litre).

Us. ext. Bains de marc (immersion de la partie malade pendant 1 à 2 heures).

MÉNISPERMÉES

Colombo ou **Columbo**. — Nom commercial de la racine d'une plante sarmenteuse, qui croît à Ceylan, aux environs de la ville de Colombo, d'où cette racine nous arrive en tranches ou en morceaux de 55 à 80 centimèt. de long, couverts d'une écorce rugueuse, épaisse et verdâtre, jaunes à l'intérieur, d'odeur aromatique, un peu nauséabonde, de saveur amère.

Propr. médic. Tonique et astringent, très utile en cas d'inappétence, de digestions lentes et laborieuses, de diarrhée et dysenterie chroniques.

Us. int. Macération de la racine à froid, dans l'eau ou le vin (30 à 60 gr. p. 1 litre), plutôt qu'infusion (4 à 15 gr.) et décoction (15 à 30 gr.).

SIMAROUBÉES

Quassia amara et **Quassia simarouba**. — Arbres de la Guyane, dont on emploie l'écorce de la racine: l'écorce du premier est unie, mince, grise, tachetée, peu adhérente au bois, qui est blanc, très léger, inodore, d'une amertume franche et très prononcée, moindre. pourtant que celle de l'écorce; celle du second est en morceaux longs d'un mètre, roulée sur elle-même, très fibreuse, blanchâtre ou jaune pâle, presque inodore, franchement et fortement amère.

Propr. médic. Les mêmes que celles du colombo.

Us. int. Quassia amara: macération dans l'eau froide (8 à 10 gr. p. 1 litre) ou dans le vin (8 gr. p. 500 gr.). Simarouba: poudre (60 centigr. à 2 gr.), ou décoction (4 à 8 gr. p. 500 gr. d'eau).

RUTACÉES

Fraxinelle [*dictame blanc*]. — Plante vivace, à racine blanche, amère, presque inodore ; tige rougeâtre, velue, haute de

60 centimèt.; feuilles alternes, rappelant celles du frêne; fleurs blanches ou purpurines.

Habitat, Cult. Commune dans les endroits élevés et pierreux. Semis de graines, et repiquage dans un térrain franc et chaud.

Partie us. Racine.

Propr. médic. Regardée comme tonique et stimulante (scrofule, scorbut, chlorose, anémie, hystérie).

Us. int. Infusion (15 à 30 gr. p. 1 litre d'eau).

Gaïac. — Grand arbre qui croît à Saint-Domingue et à la Jamaïque, et dont le bois nous arrive en grosses bûches : l'écorce est grise, compacte, pesante, résineuse; le cœur est brun verdâtre et l'aubier jaune; l'odeur est faible, balsamique; la saveur est amère et âcre. Traitées par l'alcool, ces bûches donnent une résine friable, âcre.

Propr. médic. Le bois de gaïac est stimulant, diurétique, et surtout sudorifique (scrofule, rhumatisme, syphilis).

Us. int. Décoction (30 à 60 gr. p. 1 litre d'eau).

Us. ext. Fumigations avec la fumée de copeaux enflammés.

Rue. — Plante vivace, haute d'un mètre environ; feuilles alternes, glauques; fleurs jaunes.

Habitat, Cult. Très commune dans le Midi. Terrain sec, exposition chaude.

Parties us. Sommités fleuries, feuilles.

Propr. médic. : à *l'intérieur,* stimulante, emménagogue, vermifuge, mais dangereuse à employer;

à *l'extérieur,* rubéfiante et détersive.

Us. int. Infusion des sommités (5 gr. p. 1 litre d'eau).

Us. ext. Infusion (10 à 30 gr. p. 1 litre d'eau) pour lotions, fumigations, etc.

LINACÉES

Lin (fig. 23). — Plante annuelle, à tige haute de 50 à 60 centimèt.; feuilles étroites, allongées; fleurs bleues; graines petites, ovales, aplaties, de couleur puce.

Habitat, Cult. Originaire des pays chauds. Cultivé en grand pour la matière textile que donne la tige, et l'huile fournie par les graines.

Parties us. Les graines.

Propr. médic. Emollientes, adoucissantes, laxatives.

Us. int. Comme laxatif, 1 ou 2 cuillerées de graines en nature, ou infusion des graines (10 à 15 gr. p. 1 litre d'eau bouillante). Comme boisson adoucissante, macération à froid (20 gr. p. 1 litre d'eau).

Us. ext. Décoction (15 à 30 gr. p. 1 litre d'eau) pour injections, lotions, lavements. Farine des graines pour cataplasmes.

Capucine. — Plante annuelle, à tige grimpante ; feuilles alternes, nombreuses, arrondies ; fleurs irrégulières, éperonnées.

Habitat, Cult. Vient dans tous les sols ; semis de graines.

Parties us. Fleurs, feuilles, fruits.

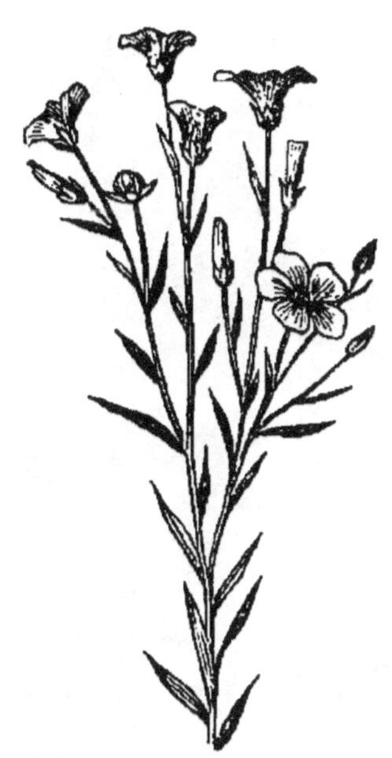

Fig. 23. Lin.

Propr. méd. Fleurs et feuilles, stimulantes et antiscorbutiques ; fruits, purgatifs.

Us. int. Décoction des fleurs (15 à 30 gr. p. 1 litre d'eau). Suc exprimé des feuilles (30 à 60 gr.). Poudre des fruits (50 centigr. à 1 gr.).

POLYGALÉES

Polygala de Virginie, Polygala vulgaire *(laitier, herbe au lait),* **Polygala amer**. — Plantes vivaces, la première exotique, les deux autres communes dans toute la France, dont

les racines sont souvent mélangées dans le commerce. Celle du
p. de Virginie est grise, tortueuse, marquée d'une côte saillante,
de saveur d'abord fade, puis âcre et piquante; celle du p. vulg.
est moins contournée, plus foncée, de saveur faiblement aromatique, puis un peu âcre; la dernière est rameuse, blanchâtre, et
très amère.

Propr. méd. Ces racines, surtout la première, sont expectorantes
et sudorifiques (catarrhes bronchiques); nauséeuses et vomitives
à forte dose.

Us. int. Infusion (30 gr. p. 1 litre d'eau).

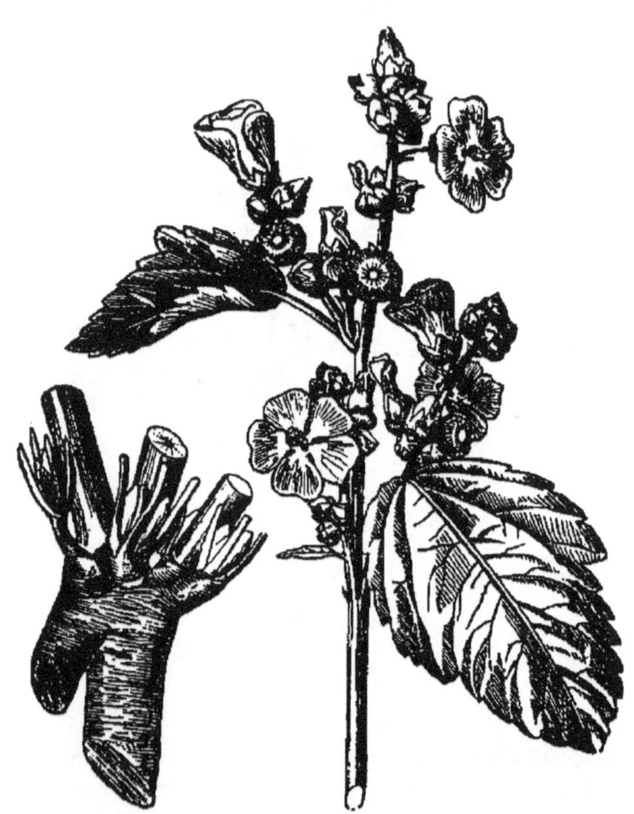

Fig. 24. Guimauve.

Ratanhia. — Racine d'une plante du Pérou. Elle est
grosse comme le doigt, cylindrique, formée d'une écorce rougeâtre, de saveur astringente sans amertume, et d'un bois dur,
jaunâtre, peu sapide.

Propr. médic. C'est un des plus forts astringents, surtout dans
son écorce (diarrhée, hémorragies).

Us. int. Décoction (10 à 30 gr. p. 1 litre d'eau), ou infusion (30 gr. p. 1 litre d'eau), pour boisson ou lavement.

MALVACÉES

Guimauve (fig. 24). — Plante vivace à racine pivotante, un peu rameuse, mucilagineuse, jaunâtre en dehors, blanche en dedans ; tige haute de 1 mètre à 1 mètre 50 ; feuilles alternes, molles, blanchâtres, cotonneuses ; fleurs blanc rosé.

Habitat, Cult. Commune dans les lieux humides. Culture facile dans un terrain profond, léger, un peu humide.

Parties us. Fleurs (à l'intérieur) ; feuilles et racines (à l'extérieur).

Réc. Les feuilles, en juin. Les fleurs, en juillet. Les racines, à l'automne : elles s'emploient fraîches, ou séchées à l'air libre et sec ou à l'étuve ; on les blanchit en grattant leur épiderme.

Propr. médic. Emollientes, adoucissantes, pectorales.

Us. int. Infusion de fleurs (10 à 30 gr. p. 1 litre d'eau), en tisane.

Us. ext. Infusion ou décoction de feuilles, et mieux de racine fraîche ou récemment séchée (30 à 60 gr. p. 1 litre d'eau).

Mauve. — Plante vivace, très commune dans les lieux incultes ; tiges nombreuses ; feuilles alternes, molles, vertes ; fleurs d'un rose pourpre.

Parties us. Fleurs, feuilles.

Réc. Les fleurs, en été : bleuissent par la dessiccation, doivent être conservées à l'abri de la lumière et de l'humidité. Les feuilles, en juin et juillet.

Propr. médic. Emollientes, adoucissantes.

Us. int. et *ext.* Infusion (10 à 15 gr. p. 1 litre d'eau), ou décoction (20 à 30 gr.).

TILIACÉES

Tilleul (fig. 25). — Grand arbre de nos forêts ; feuilles alternes, cordiformes, dentées ; fleurs d'un blanc sale, d'odeur suave, pourvues d'une bractée.

Parties us. Les fleurs.

Réc. En juillet : séparer les fleurs de leurs bractées avant de les faire sécher à l'air sec.

Propr. médic. Antispasmodiques (migraine, coliques, indigestion).

Us. int. Infusion (8 à 15 gr. p. 1 litre d'eau bouillante).

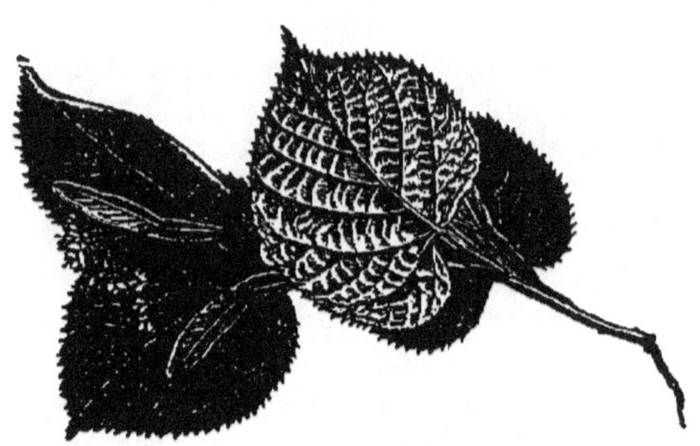

Fig. 25. Rameau florifère de Tilleul.

HYPERICINÉES

Millepertuis [*herbe aux piqûres*]. Plante vivace, de saveur amère, d'odeur aromatique et résineuse, dont les feuilles sont parsemées de vésicules translucides qui lui ont fait donner son nom.

Habitat. Très commun dans les lieux boisés et incultes.

Parties us. Sommités fleuries.

Réc. En juillet.

Propr. médic. Utile dans les catarrhes bronchiques ; vermifuge. Dénué de toutes vertus vulnéraires ou cicatrisantes.

Us. int. Infusion (15 à 30 gr. p. 1 litre d'eau).

AURANTIACÉES

Citronnier [*limonnier*]. — Arbre cultivé dans le Midi, à fruit (*citron* ou *limon*) ovoïde, mamelonné au sommet, rempli d'un suc acide (*suc* ou *jus de citron*), et enveloppé d'une écorce jaune clair, rugueuse (*zeste*).

Partie us. Le suc du fruit.

Propr. médic. : à *l'intérieur*, il est rafraîchissant et antiémétique (fièvres, embarras gastrique, etc.), diurétique (hydropisies), vermifuge, antiscorbutique ; à *l'extérieur*, antiseptique et astringent (pansement des plaies, maux de gorge).

Us. int. Suc pur (30 gr. par jour), ou coupé d'eau, ou sous forme de *limonade :* la *limonade commune* ou *crue* se prépare en exprimant dans 500 gr. d'eau froide et sucrée le suc d'un citron coupé en deux ; la *limonade cuite,* en faisant infuser, dans 500 gr. d'eau bouillante, un citron coupé par tranches ; la seconde est moins agréable, mais moins acide, et convient à ceux qui ont l'estomac délicat ; en laissant l'écorce, on a une limonade amère, mais tonique.

Us. ext. Suc de citron pour toucher la gorge et panser les plaies.

Oranger. — Arbre originaire de Chine, acclimaté dans le midi de l'Europe et de la France, mais ne pouvant être cultivé dans les autres départements qu'en caisses et avec des soins spéciaux ; feuilles alternes, persistantes, ovales, d'odeur agréable, de saveur un peu amère ; fleurs blanches, également amères et d'odeur suave ; fruits (*oranges*) globuleux, à écorce mince, jaune rougeâtre, remplis d'une pulpe tantôt douce et sucrée, tantôt acide et très amère (*oranges amères,* fruits d'une variété d'oranger qu'on nomme *bigaradier*).

Parties. us. Feuilles, fleurs, fruits.

Réc. Les feuilles doivent être séchées rapidement, à l'ombre, et conservées à l'abri de la lumière et de l'humidité. Les fleurs, cueillies en juillet-août, doivent être séchées avec soin, et débarrassées d'abord de leur calice : celles du bigaradier, ayant plus de parfum, doivent être préférées à celles de l'oranger doux, surtout pour la préparation de l'eau de fleurs d'oranger. Les oranges mûres arrivent en novembre-décembre.

Propr. médic. Les feuilles et les fleurs d'oranger sont antispasmodiques et digestives (dyspepsie, gaz intestinaux, etc.). Le suc d'orange douce est rafraîchissant. L'écorce d'orange est amère; tonique, stimulante.

Us. int. Orangeade (suc d'orange dans l'eau sucrée). Infusion de feuilles, de fleurs ou d'écorce (5 à 10 gr. p. 500 gr. d'eau). Eau et sirop de fleurs. Sirop d'écorce.

Us. ext. Pois à cautères, faits avec les oranges tombées avant la maturité et encore petites (*petits grains* ou *orangettes*).

RIBÉSIACÉES

Groseiller. — Arbrisseau connu de tout le monde, cultivé dans tous les jardins, et dont les fruits contiennent un suc, qui, pris en nature, ou sous forme de gelée ou de sirop, donne avec l'eau une boisson rafraîchissante et salutaire, en cas de fièvre, d'inflammations : les groseilles blanches sont moins aigres que les rouges.

Les *groseilles à maquereaux* sont laxatives avant leur maturité.

CUCURBITACÉES

Bryone [*couleuvrée, navet du diable, vigne blanche*]. — Plante vivace, très commune dans les baies ; racine volumineuse, fusiforme, charnue, blanc jaunâtre en dedans, marquée extérieurement de stries, d'odeur désagréable, de saveur âcre et amère ; tige sarmenteuse ; feuilles alternes ; fleurs d'un blanc verdâtre, dioïques.

Partie us. La racine.

Réc. Peut être employée fraîche en toute saison. Pour la conserver, la récolter en automne et la sécher à l'air.

Prop médic.: à l'intérieur, vomitive, purgative, diurétique (son emploi doit être très prudent) ; *à l'extérieur,* rubéfiante et vésicante.

Us. int. Décoction (10 à 20 gr. p. 1 litre d'eau).

Us. ext. Racine pilée pour cataplasmes.

Coloquinte [*chicotin*]. — Plante sarmenteuse, originaire des îles de l'Archipel et de l'Afrique, dont le fruit, gros comme une orange, globuleux, contient une pulpe blanche, spongieuse, douée d'une extrême amertume, qui est un purgatif drastique des plus violents, plus dangereux encore que la bryone : mieux vaut ne pas y recourir, même aux doses médicales (10 à 50 centigr de pulpe réduite en poudre).

Courge. — Plante potagère, dont les diverses variétés (potiron, citrouille, courge musquée, pastèque) sont cultivées dans les jardins pour l'usage alimentaire de leur chair, et jouissent des mêmes propriétés.

Parties us. Les semences.

Réc. Elles se conservent longtemps pourvu qu'elles ne soient pas mondées, leur pellicule les empêchant de rancir en les mettant à l'abri de l'air.

Propr. médic. Vermifuges (ver solitaire).

Us. int. Avec 30 à 45 gr. de semences (mondées au moment du besoin), et partie égale de sucre ou de miel, on fait une pâte, qui, avalée en 3 fois, de demi-heure en demi-heure, amène presque toujours l'expulsion complète du ver, surtout si, une ou deux heures après, on avale 25 gr. d'huile de ricin aromatisée avec une goutte d'essence de menthe.

AQUIFOLIACÉES

Houx commun [*grand houx, houx épineux*]. — Arbuste toujours vert, très commun dans les bois et endroits pierreux ; feuilles alternes, persistantes, luisantes, épineuses ; fleurs petites, blanches ; baies arrondies, d'un rouge vif.

Parties us. Les feuilles, les baies.

Propr. médic. Les feuilles sont légèrement sudorifiques et fébrifuges ; les baies sont vomitives et purgatives.

Us. int. Décoction de feuilles (30 à 60 gr. p. 1 litre d'eau). Baies, 10 à 12 (après 12 heures de macération).

RHAMNÉES

Bourgène [*bourdaine, aune noir*]. — Arbrisseau très commun dans les bois et les haies ; écorce noirâtre marquée de blanc ; feuilles alternes, non dentées ; fleurs hermaphrodites, blanc jaunâtre.

Partie us. Partie moyenne de l'écorce des branches et de la racine.

Réc. S'emploie fraîche, ou séchée au moment de la floraison.

Propr. médic. Vomi-purgative.

Us. int. Infusion (15 à 30 gr. p. 1 litre d'eau).

Fusain d'Europe [*bonnet de prêtre*]. — Arbrisseau à feuilles alternes, ovales, finement dentées ; fruits en forme de bonnet carré, rouge vif, de saveur âcre comme les feuilles.

Habitat, Cult. Très commun dans les bois. Culture facile dans tous les terrains, à toutes les expositions.

Parties us. Les feuilles, les fruits.

Propr. médic. Vomi-purgatifs.

Us. int. Infusion des feuilles ou des fruits (5 à 10 gr. pour 1 litre d'eau).

Us. ext. Décoction des fruits (15 à 30 gr. p. 1 litre d'eau) pour lotions contre la gale.

Jujubier. — Arbre haut de 5 à 7 mètres ; feuilles alternes, lisses, à stipules épineuses ; fleurs petites, jaunâtres ; le fruit est une drupe ovoïde, grosse comme une olive, à noyau osseux, à chair molle, jaunâtre, sucrée et mucilagineuse.

Habitat, Cult. Originaire de Syrie. Cultivé en Provence et aux îles d'Hyères.

Partie us. Les fruits (*jujubes*).

Propr. médic. Pectoraux, adoucissants de la toux.

Us. int. Décoction (30 à 60 gr. p. 1 litre). Pâte.

Nerprun [*bourg-épine*]. — Arbrisseau épineux, haut de 3 à 4 mètres ; feuilles généralement opposées, ovales ou arrondies, d'un beau vert ; fleurs polygames, petites, verdâtres ; baies globuleuses, grosses comme des petits pois, noires à maturité, et contenant un suc amer, âcre, nauséeux, rouge violet.

Habitat. Se trouve en abondance dans les haies et les taillis.

Parties us. Les baies.

Réc. En octobre.

Propr. médic. Purgatif énergique, utile dans les hydropisies, les congestions cérébrales, l'apoplexie, etc.

Us. int. Baies en nature (10 à 20), ou en décoction (20 à 30 p. 1 litre d'eau). Suc des baies (10 à 20 gr.). Sirop (30 à 100 gr.).

OMBELLIFÈRES

Ache [*ache puante, céleri sauvage* ou *des marais*] (fig. 26). — Plante bisannuelle, qui, cultivée, devient la racine alimentaire nommée *céleri*, et dont toutes les parties sont aromatiques, de saveur piquante, un peu âcre et amère ; racine pivotante, grise en dehors, blanche en dedans ; feuilles lisses, un peu luisantes ; fleurs d'un blanc verdâtre ; fruits brunâtres, très menus, à côtes blanches.

Habitat. Lieux humides.

Parties us. Les racines, les feuilles, les fruits.

Réc. La racine se récolte la deuxième année ; les fleurs et les fruits en septembre.

Propr. médic. : *à l'intérieur*, la racine est diurétique et fondante; les feuilles sont fébrifuges ; les fruits sont stimulants et stomachiques ;

à l'extérieur, les feuilles sont résolutives (engorgements).

Us. int. Infusion ou décoction des racines (30 à 60 gr. p. 1 litre d'eau); suc des feuilles fraîches (150 à 200 gr.). Infusion des fruits (8 à 15 gr.).

Us. ext. Cataplasmes de feuilles fraîches pilées.

Ammi. — Plante annuelle du midi de la France, dont les fruits, de forme hexagonale, d'odeur agréable, de saveur un peu amère, ont les mêmes propriétés et le même usage que ceux de l'anis.

Aneth [*fenouil bâtard*]. — Plante annuelle, spontanée en Italie et en Espagne, cultivée dans nos jardins par semis de graines en terre chaude et légère, et dont le fruit, brunâtre, ovale, strié,

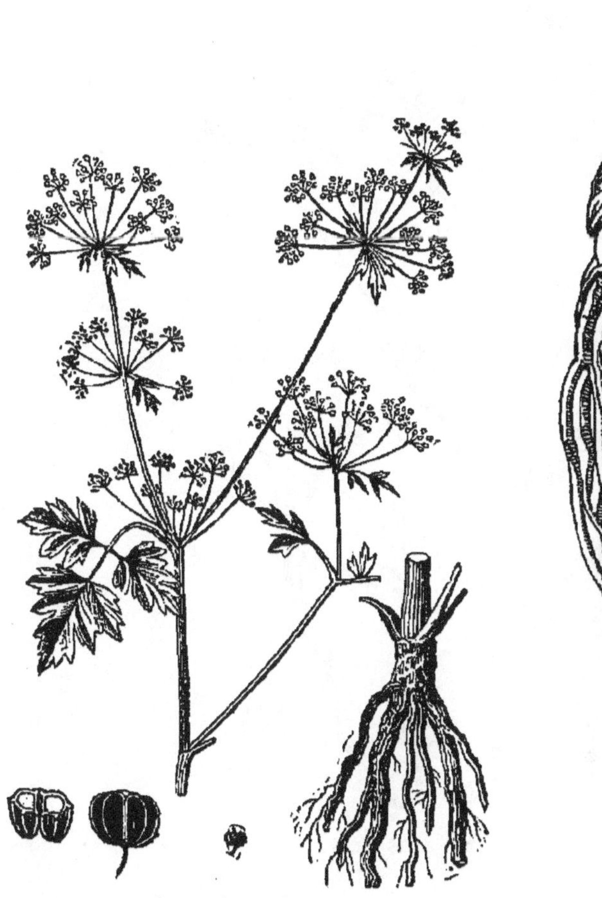

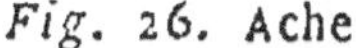

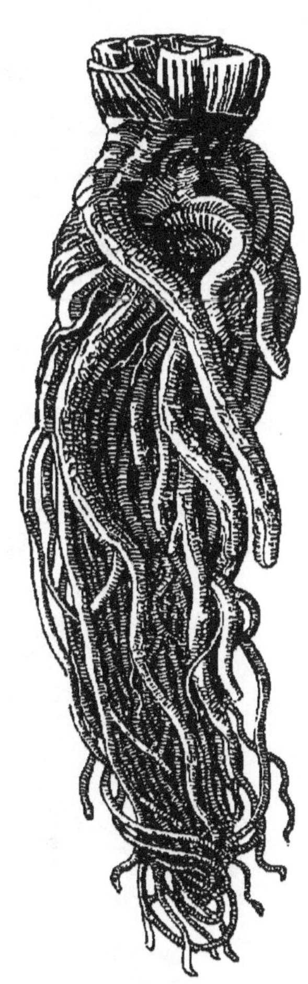

Fig. 26. Ache.   Fig. 27. Racine d'Angélique.

un peu convexe, bordé d'une membrane qui en double le diamètre, d'odeur forte, de saveur chaude et aromatique, est employé comme l'anis.

Angélique [*herbe du Saint-Esprit*] (fig. 27). — Plante dont les tiges et surtout les racines ont une odeur aromatique et musquée ; racine fusiforme, rameuse et très ridée, grise à l'extérieur, blanchâtre intérieurement ; tige de 1 à 2 mètres, creuse, rougeâtre ; feuilles très grandes, vertes en dessus, blanchâtres en dessous, fleurs vert jaunâtre.

Habitat, Cult. Spontanée en Norwège, en Bohême, dans les Alpes et les Pyrénées. Cultivée en grand dans les environs de Paris. Culture difficile dans les jardins : sable gras, exposition chaude.

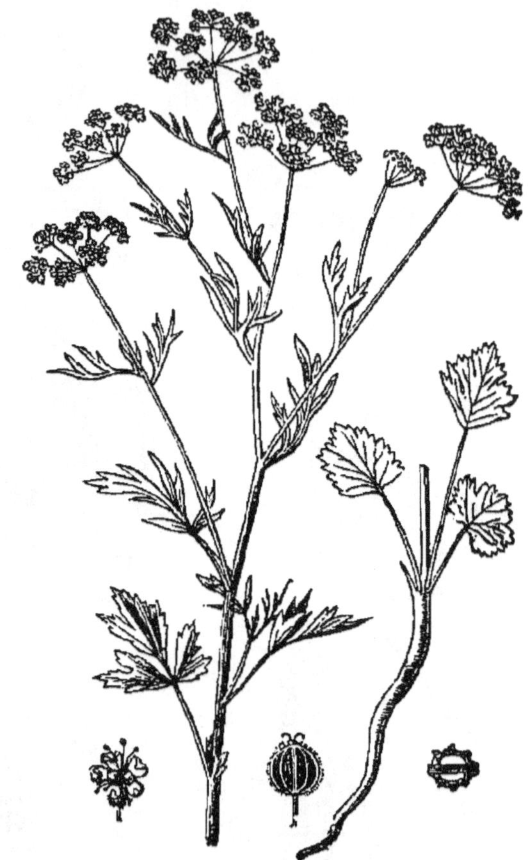

Fig. 28. Anis vert.

Parties us. Tiges et racines.

Réc. Les tiges en juin et juillet ; les racines en septembre.

Propr. médic. Les mêmes que l'anis.

Us. int. Infusion de tiges fraîches ou de racines (10 à 30 gr. p. 1 litre d'eau). Tiges confites.

Anis vert [*anis boucage*] (fig. 28). — Plante annuelle, à tige creuse, rameuse, haute de 40 centimèt.; feuilles alternes, les unes cordiformes, les autres cunéiformes ; fleurs blanches ou rosées ; fruits verdâtres, ovoïdes, striés, d'odeur aromatique, de saveur piquante et sucrée.

Habitat, Cult. Spontanée en Egypte, Turquie, Espagne. Cultivé en Touraine et dans le Midi : terrain sablonneux, exposition chaude.

Parties us. Les fruits.

Réc. En août. Conservés à l'abri de l'air et de l'humidité. L'anis de Malte et d'Alicante est plus estimé que celui de Touraine, qui est vert et doux, ou d'Albi, qui est blanc et très aromatique.

Propr. médic. Stimulant, carminatif, stomachique, emménagogue (faiblesse et crampes d'estomac, dyspepsie, coliques, gaz intestinaux, etc.).

Us. int. Infusion (8 à 15 gr. p. 1 litre d'eau).

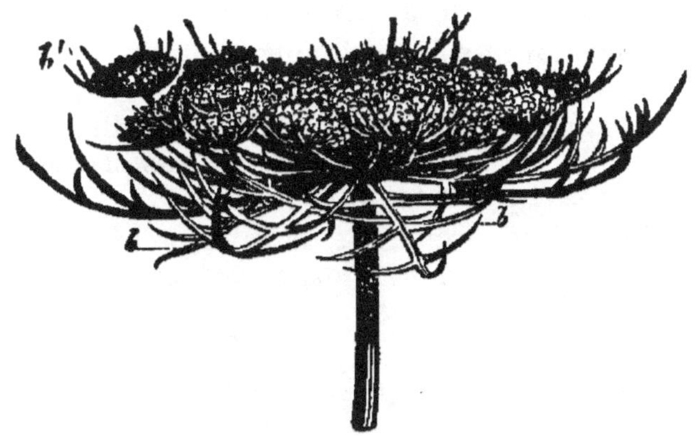

Fig. 29. Ombelle de la Carotte.

Anis étoilé ou **Badiane :** a les mêmes propriétés que l'anis vert, mais appartient à une autre famille (Voy. page 58).

Berle [*ache d'eau*]. — Plante vivace, très commune dans les ruisseaux et lieux humides, qui passe pour stimulante, antiscorbutique, diurétique et fébrifuge (propriétés douteuses ou peu prononcées). On emploie ses racines sèches ou ses feuilles fraîches, à l'intérieur, en décoction ou infusion (30 à 60 gr. p. 1 litre d'eau).

Boucage [*petite saxifrage, petit boucage*]. — Plante fourragère, du domaine de l'agriculture, surtout commune dans les terrains calcaires, dont la racine, allongée, blanche, d'odeur de bouc, de saveur âcre et aromatique, a été regardée, bien à tort, comme pouvant dissoudre les calculs. C'est un stimulant et un diurétique très peu actif : la racine et les semences se donnent, à l'intérieur, en infusion ou décoction (30 à 60 gr. p. 1 litre d'eau).

Carotte (fig. 29). — Plante annuelle ou bisannuelle, à fleurs blanches ou roses, dont la racine, naturellement grêle, ligneuse, de saveur aromatique, devient, par la culture, charnue, sucrée et comestible : culture et récolte sont bien connues de tout le monde. .

Partie us. La racine.

Propr. médic. : à l'intérieur, adoucissante, laxative, diurétique, vermifuge (c'est comme laxatif qu'elle est utile dans la jaunisse);

à l'extérieur, calmante, résolutive (plaies enflammées, ulcères scorbutiques ou scrofuleux ; elle calme les douleurs du cancer, mais ne le guérit pas).

Us. int. Décoction de racine (30 à 100 gr. p. 1 litre d'eau); ou mieux suc exprimé (30 à 100 gr.).

Us. ext. Pulpe rapée en cataplasmes.

Carvi [*cumin des prés*]. — Plante bisannuelle, à tige dressée, creuse, haute de 40 à 50 centimèt. ; fruits brunâtres, d'odeur aromatique, de saveur chaude et piquante.

Habitat, Cult. Assez commune dans les prairies du Midi. Pour la culture, semis de graines dans un terrain sablonneux et profond.

Parties us. Les fruits.

Mêmes *Propriétés,* même *Usage,* que l'anis.

Coriandre. — Plante annuelle ; tige haute de 30 à 50 cent.; la plante fraîche a une odeur insupportable de punaise ; secs, les fruits prennent une odeur aromatique agréable ; ils sont globuleux, grisâtres, du volume d'un grain de plomb, légèrement striés.

Habitat, Cult. Originaire d'Italie. Cultivée aux environs de Paris et en Touraine : exposition chaude, terre légère.

Parties us. Les fruits.

Mêmes *Propriétés,* même *Usage,* que l'anis.

Ciguë commune (*grande ciguë, ciguë tachetée, ciguë officinale*), **Petite Ciguë** (*éthuse, ciguë des jardins, faux persil*), **Ciguë vireuse** (*ciguë d'eau, cicutaire aquatique*), **Phellandrie** (*fenouil d'eau*). — Plantes suspectes ou vénéneuses, qui ne doivent jamais être délivrées par l'herboriste, pas même pour l'usage externe, et que nous ne citons que pour signaler la confusion souvent faite entre ces plantes et le persil ou le cerfeuil. Voici leurs principaux caractères distinctifs :

	PERSIL	CERFEUIL	GRANDE CIGUE
Habitat. .	Jardins.	Jardins.	Lieux stériles.
Odeur . .	Aromatique.	Aromatique.	Fétide.
Racine . .	Fusiforme.	Fusiforme.	A suc laiteux.
Tige . . .	Non tachetée.	Non tachetée.	Tachée de pourpre en bas
Feuilles. .	Luisantes, à pourtour triangulaire.	Vert pâle, glabres.	Molles, luisantes.
Fleurs . .	Jaune verdâtre.	Blanches.	Blanches.
Involucre.	A 2-3 folioles.	Nul.	Nombreuses folioles.
Fruits . .	Ovales-allongés.	Linéaires-allongés.	Globuleux, à côtes.

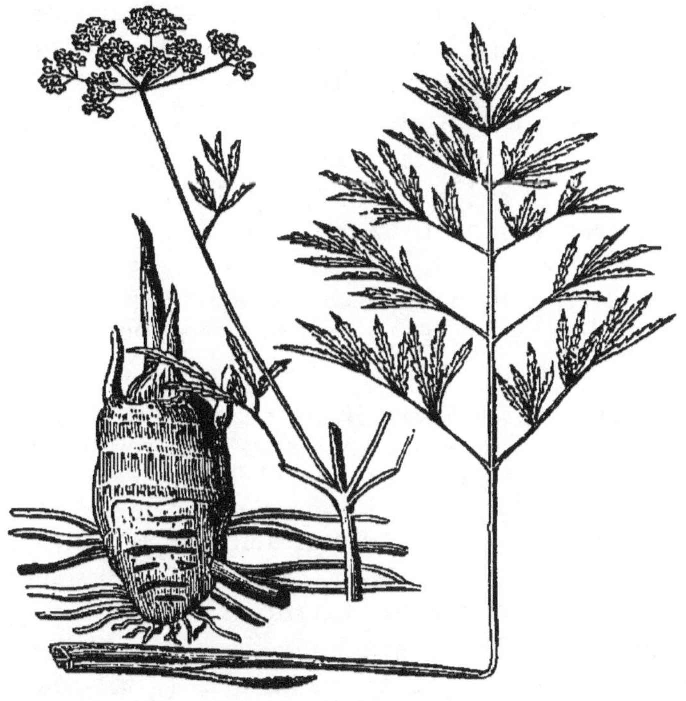

Fig. 30. Ciguë vireuse.

	CIGUE VIREUSE	PHELLANDRIE	PETITE CIGUE
Habitat. .	Bord des eaux.	Eau.	Lieux cultivés, bois.
Odeur . .	De persil.	De cerfeuil.	Nauséeuse.
Racine . .	A suc jaune.	Pivotante, suc ordin^re.	Fusiforme, blanche.
Tige . . .	Fistuleuse, non tachée.	Fistuleuse, non tachée.	Sillonnée de lignes rougeâtres.
Feuilles. .	Molles, rudes sur les bords.	A segments nombreux.	A segments découpés en lanières.
Fleurs . .	Blanches.	Blanches.	Blanches , avec tache verte.
Involucre.	Nul.	Nul.	Nul.
Fruits . .	Ovoïdes, côtes lisses.	Ovoïdes-allongés.	Globuleux - ovoïdes, à 10 côtes épaisses.

Cumin. — Plante annuelle, haute de 20 à 25 centimèt.; fruits composés de deux graines accolées, oblongs, amincis aux deux bouts, de couleur fauve terne, d'odeur forte, de saveur aromatique.

Habitat, Cult. Originaire d'Egypte. Cultivé en Sicile, à Malte, et dans le Midi de la France.

Parties us. Les fruits.

Mêmes *Propriétés,* même *Usage,* que l'anis.

Fenouil. — Plante vivace, à racine fusiforme; tige haute de 1 à 2 mètres, rameuse; feuilles très découpées; fleurs jaunes; fruits allongés, striés, un peu comprimés, d'odeur aromatique.

Habitat, Cult. Croît dans les terrains pierreux. Pour la culture, terrain sec et léger, exposition chaude.

Parties us. Racine et fruits.

Réc. Racine en septembre; fruits à leur maturité.

Propr. médic. La racine est diurétique; les fruits sont stimulants, stomachiques, carminatifs (comme l'anis), et augmentent la sécrétion du lait.

Us. int. Décoction de la racine (30 à 60 gr. p. 1 litre). Infusion de fruits (15 à 60 gr. p. 1 litre d'eau), ou poudre de fruits (2 à 4 gr.).

Impératoire. — Plante haute de 30 à 60 centimèt.; racine fusiforme, garnie de fibres nombreuses, un peu aplatie, grosse comme le doigt, annelée, brune extérieurement, jaune verdâtre à l'intérieur, de saveur âcre et aromatique, d'odeur rappelant celle de l'angélique, mais forte et désagréable; fleurs blanchâtres.

Habitat. Commune dans les Alpes de la Suisse, plus rare dans les Vosges. Cultivée, elle est bien moins active.

Réc. En hiver: elle doit être nouvellement recueillie.

Propr. médic. Tonique et stimulante (gaz, coliques, hystérie, etc.).

Us. int. Infusion ou décoction (15 à 30 gr. p. 1 litre d'eau). Poudre (1 à 2 gr.).

Persil (fig. 31). — Plante bisannuelle, à racine fusiforme, un peu rameuse, grosse comme le doigt, blanche, aromatique; tige cylindrique, striée; feuilles inférieures plus dentées que les supérieures; fleurs d'un vert jaunâtre; fruits verdâtres, ovoïdes, assez courts.

Cult. Cultivé dans les jardins surtout pour l'usage culinaire. Semis de graines dans une terre légère ou au pied d'un mur.

Parties us. Racine, semences, feuilles.

Réc. Racine en automne ou au printemps. Fruits en automne. Les feuilles s'emploient fraîches.

Propr. médic.: à *l'intérieur*, la racine est stimulante et diurétique (hydropisies, jaunisse, gravelle); les semences sont carminatives et fébrifuges; le suc de l'herbe est fébrifuge;

à *l'extérieur*, les feuilles sont résolutives (engorgements, contusions, coupures).

Us. int. Décoction de racine (15 à 60 gr. p. 1 litre d'eau). Suc de l'herbe ou des feuilles (100 à 150 gr.). Infusion des semences (4 à 8 gr. p. 1 litre d'eau).

Us. ext. Feuilles pilées, en cataplasmes.

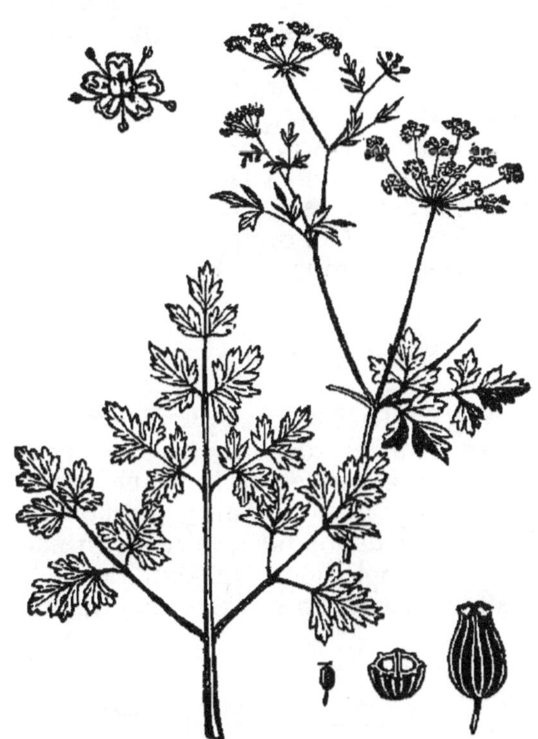

Fig. 31. Persil.

ARALIACÉES

Joubarbe des toits [*grande joubarbe, herbe aux cors*]. — Plante vivace qu'on trouve partout sur les vieux murs, les toits; feuilles épaisses, disposées en artichaut; fleurs roses, en cyme.

Parties us. — Les feuilles fraîches, et leur suc.

Propr. médic. Astringentes et détersives (à l'extérieur seulement).

Us. ext. Cataplasmes de feuilles fraîches ou lotions avec le suc coupé d'huile (tumeurs, hémorroïdes, plaies enflammées, brûlures, dartres). Gargarismes avec le suc étendu de miel (maux de gorge). Pulpe de la plante en applications sur les cors et les durillons.

Petite joubarbe [*vermiculaire brûlante, sedon brûlant*]. — Plante des lieux arides et pierreux ; feuilles ovales, charnues ; fleurs jaunes. Elle contient un suc très âcre, presque caustique, qui, *à l'intérieur,* est un vomi-purgatif violent, dangereux, et qui, *à l'extérieur,* a été employé comme topique sur le cancer, les ulcères, les plaies gangréneuses, la teigne, sans résultats encourageants.

Orpin [*joubarbe des vignes, reprise, herbe aux coupures ou aux charpentiers*]. — Plante vivace, très répandue dans les vignes et les bois, à laquelle on attribuait la propriété de faire cicatriser les coupures : elle retarderait cette cicatrisation, plutôt qu'elle ne la hâterait, et les feuilles de l'orpin n'ont pas d'autre usage que celles de la joubarbe des toits.

SAXIFRAGÉES

Saxifrage granulée [*casse-pierre, perce-pierre*]. — Plante vivace, commune sur les rochers, dans les endroits secs et sablonneux, qui porte, au collet de la racine, un grand nombre de petits tubercules rougeâtres et charnus, qu'on regardait autrefois comme propres à faire dissoudre les calculs urinaires. Elle n'a pas cette vertu ; c'est simplement un diurétique, moins actif que beaucoup d'autres (décoction de la racine, 30 à 60 gr. p. 1 litre d'eau).

LÉGUMINEUSES

Acacia. — Nom générique de plusieurs arbrisseaux ou arbres, dont quelques espèces exotiques fournissent à la médecine :

1° La *gomme arabique* et la *gomme du Sénégal :* la première est en larmes irrégulières, transparentes ou un peu opaques, blanches ou jaunâtres, inodores et insipides ; la seconde, en petites larmes dures, jaune clair, ridées à la surface, transparentes à l'intérieur, à cassure vitreuse ; toutes deux se dissolvent complètement dans l'eau, qu'elles rendent visqueuse (tandis que la *gomme du pays,* fournie par le cerisier, le prunier, l'abricotier, est en partie insoluble), et ont les mêmes propriétés médicinales, adoucissantes et lénitives (irritation de la gorge, des bronches, etc.); on la prend en morceaux qui fondent dans la bouche, sous forme de tisane (20 à 30 gr. p. 1 litre d'eau) ou de boules aromatisées;

2º Le *cachou*, qui nous arrive du Bengale, de Ceylan, du Pégu, etc., en masses d'un rouge brun foncé, à cassure luisante, de saveur amère, très astringente, avec un arrière-goût sucré : c'est un astringent énergique, qu'on emploie dans les diarrhées, les hémorragies, les maladies de la bouche et de la gorge qui s'accompagnent de gonflement et de saignement de gencives, les gerçures du sein, en poudre (50 centigr. à 2 gr.) ou en infusion (5 à 20 gr. p. 1 litre d'eau).

Arrête-bœuf [*bugrane*]. — Plante vivace et ligneuse, très commune dans les lieux incultes, les jachères, etc. ; racine longue, rampante, résistante, gris foncé en dehors, blanche et radiée intérieurement, de saveur douceâtre, d'odeur désagréable ; tige haute de 50 centimèt., rameuse, rougeâtre, épineuse ; fleurs roses ou blanches.

Partie us. La racine.

Réc. En toute saison.

Propr. médic. Diurétique.

Us. int. Décoction (30 à 60 gr. p. 1 litre d'eau).

Canéficier. — Grand arbre des pays chauds (Egypte, Antilles, etc.), dont le fruit *(casse en bâtons, casse des boutiques)* est une gousse longue de 15 à 50 centimèt., presque lisse, brun foncé, partagée intérieurement en un grand nombre de loges, dont chacune renferme une graine ovoïde, rousse, entourée d'une pulpe brun rougeâtre, sucrée, aigrelette.

La casse doit être récente, pleine, ne pas *sonner* quand on l'agite. Pour en extraire la pulpe, on frappe avec un marteau sur la gousse jusqu'à ce qu'elle soit fendue dans toute sa longueur, et on racle les fragments : c'est la *pulpe de casse brute* ou *en noyaux*. Celle-ci, séparée des graines et passée à travers un tamis de crin, devient la *casse mondée,* qui, dissoute dans l'eau froide, passée, et évaporée sur un feu doux, donne l'*extrait de casse*. Enfin la *casse cuite* ou *conserve de casse* est un mélange de 16 parties d'extrait de casse, 12 de sirop de violette, et 3 de sucre, aromatisé avec l'eau de fleur d'oranger.

C'est un laxatif très doux : on donne surtout la *casse mondée* (15 à 45 gr.) et l'*extrait de casse* (5 à 30 gr.), dans 500 gr. d'eau ou de petit lait.

Fenu grec. — Plante annuelle, herbacée, haute de 50 à 60 centimèt., fleurs jaunâtres ; gousse longue et étroite, contenant des semences jaunes, demi-transparentes, mucilagineuses, d'odeur forte, aromatique.

Habitat, Cult. Spontanée dans le Midi. Terre légère et chaude.

Parties us. Les semences.

Propr. médic. Emollientes, adoucissantes.

Us. ext. Décoction (60 à 100 gr. p. 1 litre d'eau) pour lavements, lotions, etc. Cataplasmes de farine.

Genêt à balais [*genêt commun*]. — Arbuste haut de 1 à 2 mètres; feuilles ovales, petites en haut, plus grandes en bas; fleurs jaunes ; gousse velue, contenant 10 à 12 graines.

Habitat. Commun dans les bois.

Parties us. Sommités fleuries, graines.

Prop. médic. Diurétiques à petite dose, purgatives ou vomitives à forte dose.

Us. int. Décoction des sommités (30 à 60 gr. p. 1 litre d'eau, suivant l'effet cherché). Macération des semences (2 à 4 gr. p. 1 verre de vin blanc).

Genêt d'Espagne et **Genêt des teinturiers** (*genestrole*) : mêmes propriétés que le précédent.

Mélilot [*trèfle de cheval*]. — Plante vivace, commune dans les haies et les bois, dont les petites fleurs jaunes, d'odeur suave (surtout prononcée après dessiccation), sont réputées sédatives, carminatives, béchiques, et employées, en infusion ou en décoction, dans les ophtalmies : elles sont à peu près inertes et ne méritent pas leur réputation.

Réglisse. — Plante de l'Europe austro-occidentale, à racines longues, rampantes, cylindriques; tige haute de 1 mètre à 1ᵐ50; petites fleurs rougeâtres.

Habitat, Cult. Spontanée en Bourgogne et dans le Midi. Culture facile, en plantant, au printemps, des pieds enracinés, dans un terrain léger et profond.

Partie us. La racine (vulgair., *bois de réglisse*).

Réc. Au printemps et à l'automne, vers la troisième année. On la sèche au soleil. Elle doit être ridée longitudinalement, brune en dehors, jaune soufre en dedans, de saveur sucrée agréable.

Propr. médic. Adoucissante, diurétique, légèrement laxative, elle sert surtout à édulcorer les tisanes.

Us. int. La macération de la racine dépouillée de son écorce (15 à 30 gr. p. 1 litre d'eau froide) est moins amère et vaut mieux que l'infusion dans l'eau chaude et surtout que la décoction. Pâte de réglisse. Suc ou extrait de réglisse (*réglisse noire*).

Séné. — Nom commun aux feuilles (fig. 32) et aux fruits (*follicules*) de plusieurs arbrisseaux de la haute Egypte.

Le vrai *séné de la palte*, le plus estimé, est en feuilles longues d'environ 3 centimèt. sur 1 de largeur, lancéolées, vert pâle, d'odeur nauséeuse, de saveur âcre, amère et mucilagineuse, raides, marquées de nervures. On doit les préférer aux follicules, gousses planes, allongées, obtuses à leurs extrémités, tantôt grandes, larges et d'un vert sombre (*follicules de la palte*), tantôt petites et d'un vert fauve (*follicules de Tripoli*).

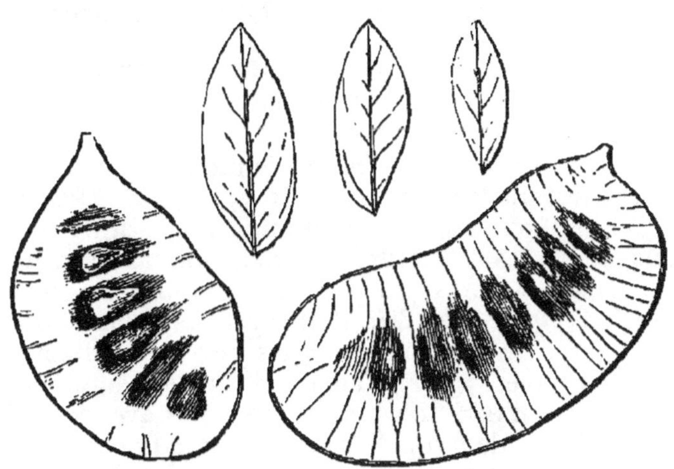

Fig. 32. Feuilles de Séné.

Mondé, débarrassé de toute impureté, le séné est un bon purgatif, qui parfois donne des coliques : aussi ne doit-il être employé que si l'intestin n'est pas irrité. On le donne surtout en lavement, sous forme d'infusion (8 à 15 et 20 gr. p. 500 gr. d'eau bouillante).

Tamarinier. — Arbre d'Asie, d'Egypte et d'Amérique ; le fruit (*tamarin*) est une gousse longue de 12 centimèt., contenant une pulpe rougeâtre, acidulée et sucrée (*pulpe de tamarin*), qui nous arrive encore mélangée de ses graines et de filaments durs et fibreux : pour l'en débarrasser, on la fait fondre dans un peu d'eau, on passe au tamis, et on évapore en consistance d'extrait. Cette *pulpe mondée* est un purgatif doux (30 à 50 gr., délayés dans 1 litre d'eau bouillante, et infusés pendant 1 heure).

ROSACÉES

Aigremoine. — Plante herbacée, haute de 50 à 60 centimètr.; feuilles alternes, dentées, duvetées en dessous ; fleurs jaunes, en épi.

Habitat. Très commune le long des chemins, dans les haies, etc.

Parties us. Les feuilles.

Réc. En automne.

Propr. médic. Astringente et vulnéraire.

Us. ext. Décoction (30 gr. p. 1 litre d'eau) pour gargarismes, injections. Cataplasmes de feuilles fraîches (entorse).

Amandier. — Arbre de la région méditerranéenne, dont on emploie seulement les fruits ou *amandes*, qui ont une saveur douce ou amère.

Les meilleures *amandes douces* viennent de Provence, et sont désignées, suivant leur grosseur, en *gros flots, flots, en sorte*. On les choisit entières, bien nourries, non piquées, de saveur douce agréable, cassantes, à cassure blanche, non transparente ; vieilles, elles sont molles, âcres, un peu transparentes, à cassure jaunâtre. On en fait l'*émulsion* ou *lait d'amandes*, boisson adoucissante et rafraîchissante, utile dans toutes les fièvres et inflammations, et qu'on prépare avec 50 gr. d'amandes douces mondées, autant de sucre, et 1 litre d'eau : on pile les amandes avec le tiers du sucre et un peu d'eau, de façon à avoir une pâte fine qu'on délaye avec le reste de l'eau, et on passe. On en retire l'*huile d'amandes douces*, qu'on emploie, à l'extérieur, comme adoucissante, sur la peau irritée, brûlée, etc.; à l'intérieur, comme purgatif doux (15 à 30 gr.) : elle doit être employée fraîche, elle rancit et devient irritante en vieillissant. Les *amandes amères* renferment de l'acide prussique, ce qui en rend l'emploi dangereux. Elles servent surtout à préparer le *sirop d'amandes* ou *d'orgeat*, employé comme le lait d'amandes : on pile ensemble et on réduit en pâte 50 gr. d'amandes douces, 15 gr. d'amandes amères, 300 gr. de sucre ; on ajoute peu à peu 162 gr. d'eau, on passe, on fait cuire en consistance de sirop, on aromatise avec 25 gr. d'eau de fleurs d'oranger ; on laisse refroidir et on verse dans des bouteilles bien sèches.

Cerisier. — Arbre originaire de Cérasonte (sur le Pont-Euxin), et dont les greffes ont multiplié les variétés. Son écorce est, à tort, réputée fébrifuge. Les fruits sont rafraîchissants et laxatifs (cerises en nature, suc délayé dans l'eau, sirop de cerises).

Les pédoncules, ou *queues de cerises*, sont légèrement diurétiques, en décoction (30 gr. p. 1 litre d'eau).

Cognassier. — Arbre peu élevé, à tige rameuse ; feuilles blanchâtres et cotonneuses en dessous ; fleurs rosées ; fruits (*coings*) piriformes, jaunes, cotonneux, d'odeur forte, de saveur astringente.

Habitat, Cult. Originaire de Crête. Se cultive dans toute la France : terre légère, exposition chaude.

Parties us. Les fruits, les pépins.

Propr. médic. Les coings sont légèrement toniques et astringents (diarrhée). Les pépins contiennent un mucilage adoucissant (ophtalmies, gerçures des lèvres et du sein, brûlures, etc.).

Us. int. Suc de coings dans l'eau. Sirop de coings (50 à 100 gr.).

Us. ext. Mucilage des pépins (4 à 10 p. 100 d'eau).

Cousso ou **Kousso**. — Nom indigène des fleurs femelles d'un arbre qui croît en Abyssinie, à une altitude de 2,000 à 3,000 mètres. Le cousso femelle ou rouge est plus estimé que le cousso mâle (cousso d'âne). Séché à l'étuve et pulvérisé dans un mortier de fer, il donne une poudre rougeâtre, d'odeur aromatique faible, mais qui se développe au contact de l'eau chaude, de goût astringent, puis âcre et amer.

C'est un excellent vermifuge (ver solitaire) : 15 à 20 gr. de poudre délayée dans de l'eau sucrée tiède, ou incorporée au miel, ou sous forme de bonbons (cousso granulé); 2 heures après, 20 à 30 gr. d'huile de ricin.

Fraisier. — Plante herbacée, vivace, racine composée de souches longues de 6 à 8 centimèt., donnant naissance à un grand nombre de radicules, brune à l'extérieur, fauve intérieurement, de saveur astringente.

Parties us. Racine, feuilles, fruits.

Propr. médic. La racine et les feuilles sont diurétiques et légèrement astringentes (maladies des voies urinaires, diarrhée). Les fraises, en grande quantité, réussissent contre la goutte et la gravelle.

Us. int. Décoction de la racine ou infusion des feuilles (30 à 60 gr. p. 1 litre d'eau).

Framboisier. — Ses feuilles peuvent remplacer celles de ronces ; les fruits s'emploient comme les mûres.

Laurier-cerise [*laurier amandier*] (fig. 33). — Arbrisseau de 5 à 6 mètres de hauteur ; feuilles alternes, persistantes, coriaces, lisses, luisantes en dessus, d'odeur d'acide prussique, de saveur amère ; fleurs d'un blanc sale, en grappes.

Habitat, Cult. Originaire de l'Asie Mineure. Cultivé dans les jardins, en terrain frais et léger, par graines, boutures ou marcottes.

Parties us. Les feuilles.

Réc. Juillet-août.

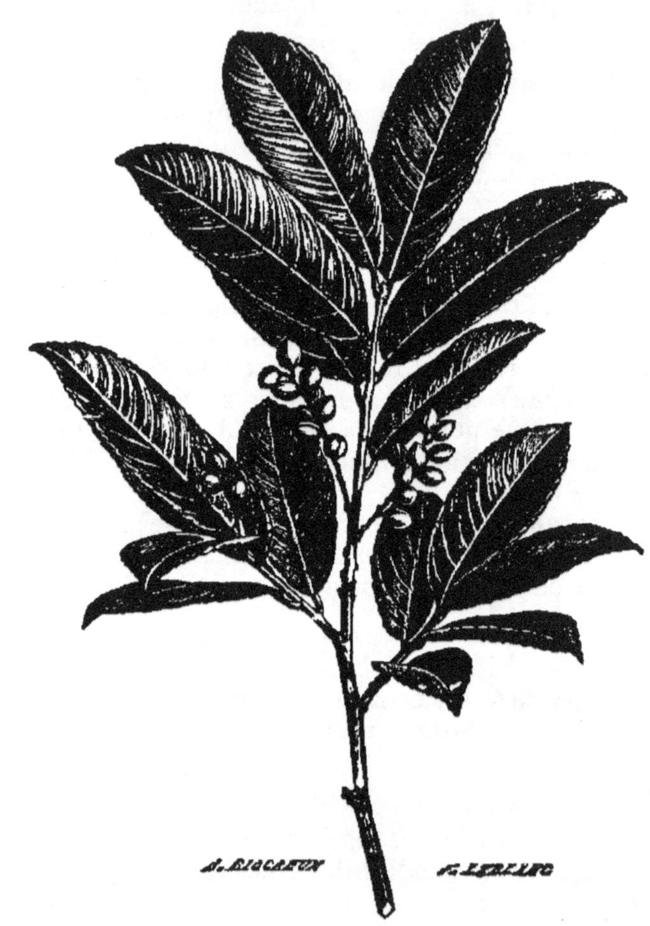

Fig. 33. Laurier-Cerise.

Propr. médic. Calmantes de l'irritation et de la douleur (névralgies, démangeaisons, brûlures, etc.), mais à l'extérieur seulement, l'usage interne des feuilles et de l'eau de laurier-cerise étant dangereux.

Us. ext. Infusion de feuilles fraîches (125 gr. p. 1 litre d'eau) pour lotions.

Pêcher. — Arbre dont les fleurs, les feuilles et l'amande renferment de l'acide prussique, qui leur donne un goût amer.

Habitat, Cult. Originaire de Perse. Très amélioré par la culture : semis de graines et greffes ; terrain profond et sec ; exposition chaude.

Parties us. Les feuilles et les fleurs.

Réc. Les feuilles en été. Les fleurs doivent conserver leur calice, qui en est la partie la plus active.

Propr. médic. Légèrement purgatives et vermifuges (pour les enfants).

Us int. Infusion de feuilles ou de fleurs sèches (15 à 40 gr. p. 1/2 litre d'eau). Sirop de fleurs (10 à 30 gr.).

Potentille [*quintefeuille*]. — Plante assez semblable au fraisier, dont elle se distingue par ses feuilles petites et divisées, ses fleurs solitaires, sa corolle jaune, sa racine plus longue, de saveur plus astringente, rouge brun au dehors, jaunâtre en dedans.

Habitat. Le bord des chemins, les fossés, etc.

Partie us. La racine.

Réc. Fraîche, en toute saison. En automne, pour la conserver.

Propr. médic. Astringente (diarrhée, maux de gorge, écoulements).

Us. int. et ext. Décoction (30 à 60 gr. pour 1 litre d'eau).

Reine des-Prés [*ulmaire*]. — Plante vivace, haute de 1 à 2 mètres ; feuilles alternes, grandes, à face inférieure duvetée et blanchâtre ; fleurs petites, blanches, répandant une odeur d'amandes amères au contact de l'eau bouillante.

Habitat. Prairies humides, bord des ruisseaux.

Parties us. Toute la plante (surtout les fleurs).

Réc. Les fleurs, avant leur complet épanouissement.

Propr. médic. Diurétique (hydropisies, maladies des voies urinaires).

Us. int. Infusion ou décoction (10 à 30 gr. p. 1 litre d'eau).

Ronce [*mûrier sauvage* ou *des haies*]. — Arbuste sarmenteux, très commun dans les bois, les haies, etc., non cultivé.

Parties us. Les feuilles, les fruits.

Propr. médic. Les feuilles sont astringentes (maux de gorge, diarrhée). Les fruits sont rafraîchissants.

Us. int. Sirop de fruits, pouvant remplacer celui de mûres.

Us. ext. Décoction des feuilles (30 à 60 gr. p. 1 litre d'eau) en gargarisme.

Rosiers. — Arbrisseaux, dont la médecine emploie les variétés suivantes:

Rosier de Provins [*rosier de France*, *rose rouge*], qui aime les terrains frais et légers, les expositions chaudes, mais ombragées ; on récolte ses fleurs avant leur épanouissement (en juin), on sépare le calice des pétales, et on sèche ceux-ci à l'étuve ; on les enferme encore chauds dans un vase bien sec ; d'abord presque inodores, ils prennent une odeur agréable par la dessiccation ; ils doivent être d'un rouge foncé et velouté, et de saveur astringente; ils s'emploient comme toniques et astringents, en injections, gargarismes, collyres, lavements, lotions (infusion, 8 à 15 gr. p. 1 litre d'eau ; ou décoction, 30 à 50 gr.), et font la base du miel rosat, astringent léger ;

Rosier à cent feuilles [*rose pâle*]: sert à préparer une eau distillée, employée comme astringente en collyres ;

Rosier des quatre saisons [*rose de Damas*, *rose de Puteaux*]: les pétales sont légèrement purgatifs (infusion de 15 de ces pétales, ou sirop de roses) ;

Rosier sauvage [*églantier*, *rosier de chien*]: ses fruits ou *cynorrhodons* (vulgair. *gratte-cul*) contiennent une pulpe jaune, ferme, acidule et astringente, qui, cuite avec du sucre, donne la *conserve de cynorrhodons*, employée dans les diarrhées chroniques, à la dose de 8 à 30 gr.

Tormentille. — Plante vivace, à racine grosse comme le doigt, tuberculeuse, dure, très pesante, brune au dehors, rouge en dedans, de saveur très astringente ; tiges rameuses ; feuilles sessiles, dentées; fleurs petites, jaunâtres.

Habitat. Très commune dans les endroits frais et ombragés.

Partie us. La racine.

Propr. médic. Astringent puissant (diarrhée, écoulements, hémorragies).

Us. int. Décoction (15 à 30 gr. p. 1 litre d'eau).

Us. ext. Décoction (30 à 60 gr. p. 1 litre d'eau).

MYRTACÉES

Grenadier. — Arbrisseau haut de 2 à 4 mètres, très rameux ; racine à écorce gris jaunâtre en dehors, jaune au dedans, cassante, non fibreuse, inodore, de saveur astringente, non amère ; feuilles opposées, simples, entières; fleurs hermaphrodites, d'un rouge vif ; fruit (*grenade*) globuleux, à pulpe transparente, sucrée, acidule.

Habitat, Cult. Spontané en Espagne, en Italie et dans le midi de la France. Culture dans une terre légère, au midi. L'écorce du grenadier sauvage vaut mieux que celle du grenadier cultivé.

Parties us. Écorce de la racine ; fleurs sèches (*balaustes*) ; écorce du fruit (*malicorium*).

Réc. Les fleurs pendant la floraison. L'écorce fraîche agit mieux que la sèche : mais comme les grenadiers du Nord sont moins actifs que ceux du Midi, il faut préférer l'écorce sèche apportée d'Espagne, en la faisant macérer 12 heures avant la décoction.

Propr. médic. Les fleurs et l'écorce du fruit sont astringentes (diarrhée, dysenterie, écoulements, maux de gorge). L'écorce de la racine est un très bon vermifuge (ver solitaire).

Us. int. Infusion des fleurs (15 à 30 gr. p. 1 litre d'eau). Décoction de l'écorce du fruit (30 à 60 gr. p. 1 litre d'eau). Décoction de l'écorce de la racine (60 gr. p. 750 gr. d'eau réduite à 500 gr.), à prendre en 3 fois, à une demi-heure d'intervalle ; deux heures après, 30 gr. d'huile de ricin.

PRIMULACÉES

Mouron. — Il existe trois espèces de mouron : le *mouron des oiseaux*, plante tout à fait inerte ; le *mouron rouge* et le *mouron bleu*, qui, étant âcres, nauséeux et même dangereux à certaine dose, ne doivent pas être confondus avec le premier ; du reste, ils ne produisent pas les bons effets qu'on leur attribue contre la manie, l'épilepsie, la rage, l'hydropisie, etc.

PLANTAGINÉES

Plantain. — Le *grand plantain (plantain ordinaire)*, qui est légèrement astringent (ainsi que le *plantain moyen*, et le *petit plantain* ou *plantain lancéolé*), et dont l'eau distillée sert vulgairement contre les maux d'yeux, n'a pas de propriétés plus sérieuses que le *plantain d'eau*, jadis préconisé contre la rage, la fièvre et la phtisie.

BORRAGINÉES

Bourrache (fig. 34). — Plante annuelle, haute de 40 à 60 centimèt.; tige rameuse, couverte de poils rudes, ainsi que les

feuilles, qui sont alternes, ovales ; fleurs d'un bleu d'azur, en épis
roulés : toute la plante renferme un suc visqueux.

Habitat. Commune dans les terrains légers, exposés au soleil.

Parties us. Les fleurs, toute la plante.

Réc. Les fleurs en juillet : il faut les sécher lentement, ainsi
que toute la plante, qui se récolte de mai à juillet.

Propr. médic. Sudorifique, diurétique, émolliente (catarrhe des
bronches, rhumatisme, fièvres éruptives).

Us. int. Infusion des fleurs ou décoction des jeunes tiges (30 à
60 gr. p. 1 litre d'eau).

Us. ext. Décoction de la plante (50 à 100 gr. p. 1 litre d'eau),
pour fumigations, lotions, etc.

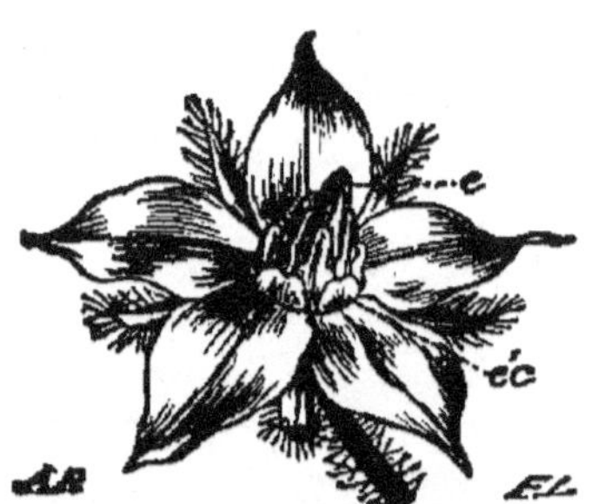

Fig. 34. Bourrache.

Buglosse ou **Buglose**. — Plante très répandue dans les
lieux incultes, qui a une très grande ressemblance avec la bourrache : mêmes propriétés, mêmes usages que cette plante.

Grande consoude [*oreille d'âne, herbe aux charpentiers, herbe
aux coupures*]. — Plante vivace, très commune dans les prairies
humides ; racine grosse comme le doigt, longue, pivotante, noirâtre au dehors, blanche et mucilagineuse au dedans ; tige rameuse ; feuilles alternes, simples, oblongues, rudes ; fleurs rougeâtres ou blanc jaunâtre.

Parties us. La racine.

Réc. S'emploie fraîche de préférence (en toute saison).

Propr. médic. Adoucissante et légèrement astringente (hémorragies, diarrhée), elle n'a pas la vertu de guérir les plaies et de
consolider les vaisseaux, qui lui a fait donner son nom.

Us. int. Décoction (30 à 60 gr. p. 1 litre d'eau). Sirop (50 à
100 gr.)

Cynoglosse [*langue de chien*]. — Plante bisannuelle, qui aime
les terrains secs et sablonneux, et dont la racine, longue, grosse,

charnue, brune au dehors, blanche en dedans, de saveur fade et d'odeur vireuse, très hygroscopique (ce qui force à la conserver dans un vase bien bouché et sec), passe pour narcotique : mais ses propriétés sont mal établies, elle est sans emploi spécial. Ses feuilles fraîches, appliquées en nature ou en décoction, sont plus utiles pour calmer la douleur provoquée par les brûlures, les irritations de la peau, etc.

Pulmonaire [*herbe aux poumons, sauge de Jérusalem, herbe de cœur*]. — Plante vivace (qu'il ne faut pas confondre avec le *lichen pulmonaire*), commune dans les bois, haute de 30 à 40 cent.; tige velue; feuilles hérissées de poils et tachées de blanc; fleurs bleu-violet.

Parties us. Les feuilles.

Propr. médic. Adoucissantes de la toux, sans l'action spéciale sur le poumon qu'indique le nom de la plante, et qui lui était attribuée à cause de l'analogie que les taches des feuilles offriraient avec l'aspect d'un poumon phtisique.

Us. int. Décoction (50 à 100 gr. p. 1 litre d'eau).

APOCYNÉES

Laurier-rose. — Bel arbrisseau, spontané dans le Midi, cultivé en caisse dans le Nord. C'est une plante vénéneuse, dont on a pourtant employé les feuilles, à l'intérieur contre les maladies de peau, à l'extérieur contre la gale et la teigne : dans le premier cas, c'est un moyen dangereux; dans le second, nous possédons des agents plus sûrs; mieux vaut donc ne pas recourir à celui-là.

Pervenche [*violette des sorciers*]. — Plante vivace, à racines rampantes; feuilles opposées, coriaces, luisantes, entières, ovales; fleurs bleu clair.

Habitat, Cult. Commune dans les lieux ombragés. Facile à cultiver dans un terrain frais et léger.

Parties us. Les feuilles.

Réc. Avant la floraison.

Propr. médic. Légèrement astringentes et sudorifiques, elles ont la réputation vulgaire, et assez peu méritée, de faire passer le lait.

Us. int. Décoction (15 à 30 gr. p. 1 litre d'eau).

CONVOLVULACÉES

Jalap (fig. 35). — Racine d'une plante herbacée du Mexique, qu'on trouve dans le commerce en grosses rouelles ou en fragments arrondis, à surface très rugueuse, gris foncé, d'un gris sale intérieurement, d'odeur nauséabonde, de saveur âcre. Le meilleur jalap est sec, compact, pesant, à cassure nette ; souvent il est mêlé avec de la racine du faux jalap, qui est moins ridée et moins résineuse ; ou avec celle de la bryone, qui est plus blanche, plus légère, et de saveur très amère.

Le jalap est un purgatif énergique, qui convient surtout dans les maladies du cerveau, des yeux et du cœur, mais qu'il ne faut donner ni aux enfants, ni à ceux dont l'intestin est irrité. La meilleure préparation est la poudre de résine (20 à 80 centigr. suivant les âges), dans du miel ou du pain azyme. On donne aussi la poudre de racine (1 à 2 gr.).

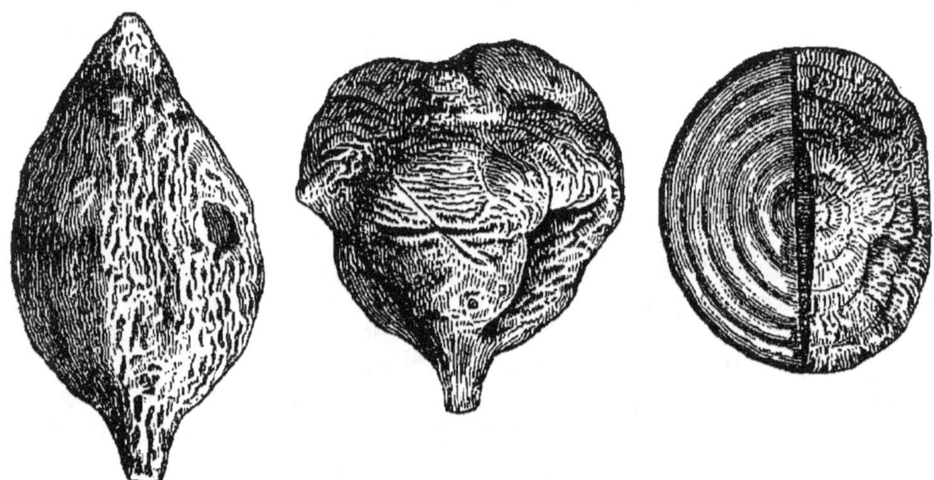

Fig. 35. Racines de Jalap.

Liseron des haies [*grand liseron*]. — Plante vivace, grimpante ; à racine blanchâtre, grêle, allongée ; feuilles alternes, cordiformes ; grandes fleurs blanches.

Habitat. Très commun spontanément dans les haies.

Partie us. La racine.

Propr. médic. Purgative (comme le jalap et la scammonée).

Us. int. Poudre de la racine (2 à 4 gr.), ou mieux résine (1 à 2 gr.).

Petit liseron [*liseron des champs*], **Liseron à feuilles de guimauve, Liseron soldanelle** [*chou marin*] : ont aussi des racines contenant une résine purgative (mêmes doses)

Scammonée. — Résine qu'on extrait de la racine d'un arbre d'Orient, et qui nous vient de Syrie (*sc. d'Alep*) ou d'Anatolie (*sc. de Smyrne*). La première, plus estimée, est en masses irrégulières, peu considérables, couvertes d'une poussière blanchâtre, à cassure brillante et noire, d'odeur faible de beurre cuit, de saveur forte de même espèce. La seconde est d'un brun terne, très pesante, dure, non friable, non poreuse, à cassure terne, de saveur plus faible que la précédente.

La scammonée est un purgatif drastique, qu'on emploie dans les mêmes cas et de la même façon que le jalap.

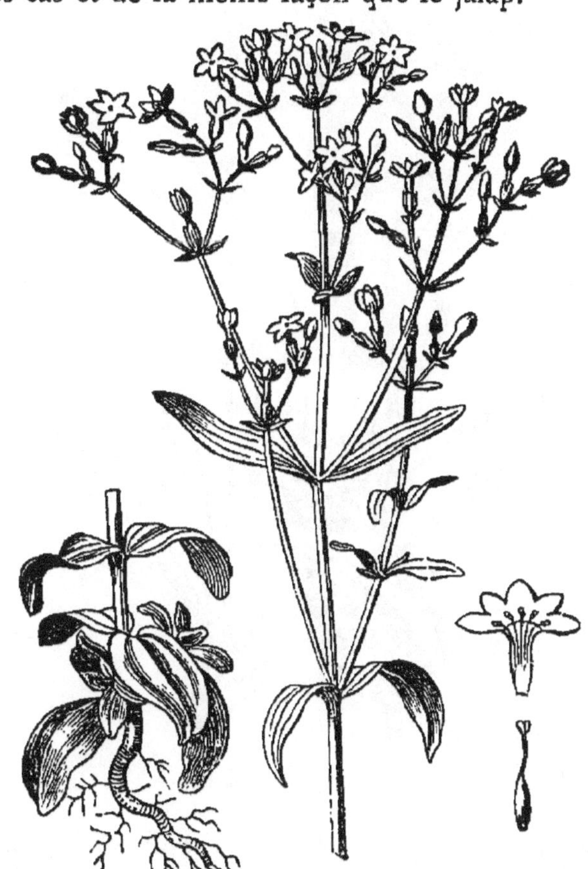

Fig. 36. Petite centaurée.

GENTIANÉES

Petite centaurée [*herbe a Chiron, herbe à la fièvre, fiel de terre*]. — Plante annuelle, herbe de 20 à 30 centimèt.; feuilles opposées, sessiles, ovales oblongues; fleurs roses, petites, très amères.

Habitat. Commune dans les bois : la culture diminue son activité.

Parties us. Sommités fleuries.

Réc. Juillet-août. Les sommités doivent être séchées rapidement et conservées à l'abri de la lumière.

Propr. médic. C'est le meilleur fébrifuge indigène, après la gentiane. Tonique et stomachique (paresse de l'estomac, dyspepsie).

Us. int. Infusion (10 à 30 gr. p. 1 litre d'eau).

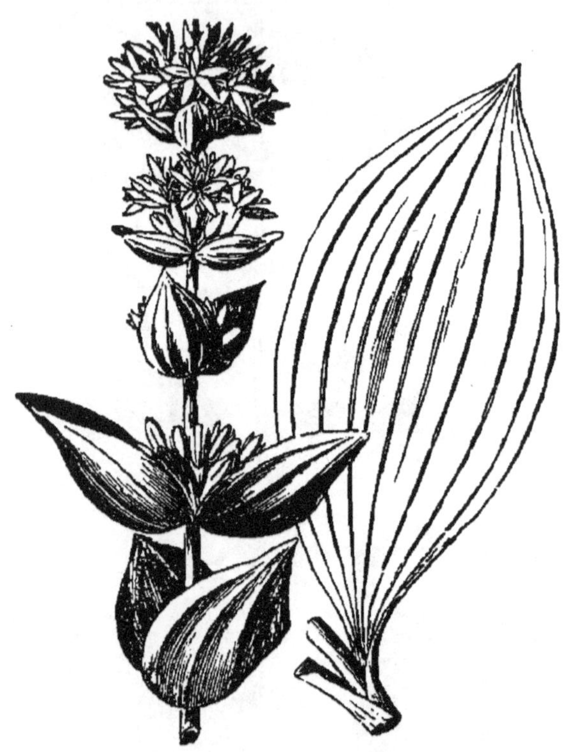

Fig. 37. Gentiane.

Gentiane (fig. 37). — Plante haute d'environ 1 mètre; racine grosse comme le pouce, rugueuse, brun jaunâtre en dehors, jaune et spongieuse en dedans, d'odeur forte et désagréable, de saveur très amère ; feuilles opposées, ovales-oblongues ; fleurs jaunes ou jaune rougeâtre.

Habitat, Cult. Spontanée dans les régions montagneuses de l'Europe. Se cultive en terrain frais et ombragé.

Partie us. La racine.

Réc. En automne, à partir de la deuxième année. Se borner à la monder, sans la passer à l'eau, et faire sécher les rondelles à l'étuve.

Propr. médic. Fébrifuge, tonique-amère (paresse digestive, gaz, scrofule), vermifuge.

Us. int. Décoction dans l'eau (8 à 15 gr. p. 1 litre d'eau), ou mieux macération dans l'eau froide ou dans le vin (60 gr.).

Minyanthe [*trèfle d'eau*]. — Plante vivace, à racine rampante; feuilles alternes, engaînantes, grandes, lisses, douces au toucher, très amères; fleurs d'un blanc rosé, à longs poils glanduleux.

Habitat. Tourbières et endroits marécageux.

Parties us. Les feuilles sèches, la plante entière et fraîche.

Propr. médic. Les mêmes que la gentiane.

Us. int. Infusion (10 à 30 gr. p. 1 litre d'eau).

SOLANÉES

A l'exception de l'*Alkékenge* et de la *Pomme de terre* (voy. plus bas), les solanées médicinales, si elles sont utiles en ce qu'elles calment les excitations du système nerveux (douleurs, crampes, convulsions, agitation, etc.), sont en même temps fort dangereuses et très délicates à manier, parce que les principes auxquels elles doivent leurs propriétés sédatives sont éminemment toxiques. Aussi l'herboriste agira sagement en exigeant toujours, avant de délivrer aucune plante de cette famille, une ordonnance de médecin, et en s'assurant autant que possible qu'on ne s'en servira que pour l'extérieur, les préparations *pour l'usage interne* étant du domaine exclusif du pharmacien.

Us. ext. Les solanées sont employées sous forme de lotions, fumigations, injections, bains, cataplasmes, inhalations, en vue de calmer la douleur, et seulement sur des surfaces intactes, la moindre écorchure pouvant livrer passage aux principes dangereux. Telles sont :

Belladone [*belle-dame*) (fig. 38), haute de 1 mètre à 1ᵐ30; feuilles alternes, grandes, entières, d'un vert foncé; fleurs pourpre obscure; fruits charnus, rougeâtres et presque noirs à maturité, de saveur douceâtre non désagréable, pouvant causer des méprises funestes par leur ressemblance avec les guignes; habite les lieux ombragés; infusion de feuilles sèches (4 à 15 gr. p. 1 litre d'eau), pour lotions, injections, fomentations, bains; cataplasmes de feuilles fraîches; inhalations antiasthmatiques (1 gr. de feuilles pour une cigarette);

Douce-amère [*morelle grimpante, vigne de Judée*], sous-arbrisseau à tiges grêles et sarmenteuses de 1 à 2 mètres de hauteur, d'odeur forte et désagréable quand elles sont fraîches, inodores quand elles sont sèches, un peu amères, avec un arrière-goût sucré; ces tiges sont vulgairement employées contre les affections dartreuses, le rhumatisme chronique, la goutte, en décoction (20 gr. p. 1 litre d'eau), mais leur action est douteuse;

Jusquiame noire [*hannebane, potelée*], croît sur le bord des chemins et dans les lieux incultes; tige haute de 50 centimèt., rameuse, velue ainsi que les feuilles; fleurs en épis d'un jaune

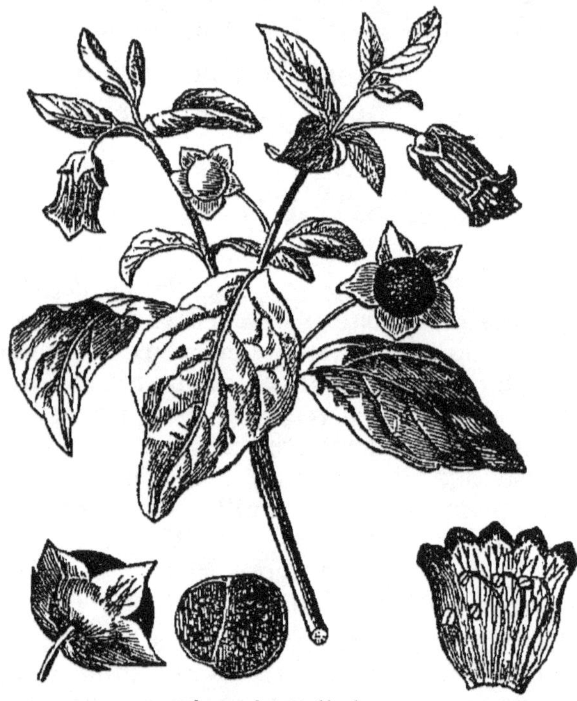

Fig. 38. Belladone.

foncé, marquées de lignes pourpres; toute la plante a une odeur forte et désagréable, et est très vénéneuse; les feuilles sont appliquées sous forme de cataplasmes sur les parties douloureuses; leur décoction (4 à 12 gr. p. 1 litre d'eau) s'emploie en lotions, fomentations, etc.;

Mandragore, complètement inusitée aujourd'hui;

Morelle noire, haute de 50 centimèt.; feuilles d'un vert foncé et d'odeur vireuse; fleurs petites et blanches; même habitat que la jusquiame; décoction des feuilles (30 à 60 gr. p. 1 litre d'eau), pour lotions et injections, et cataplasmes de feuilles fraîches, contre la douleur ;

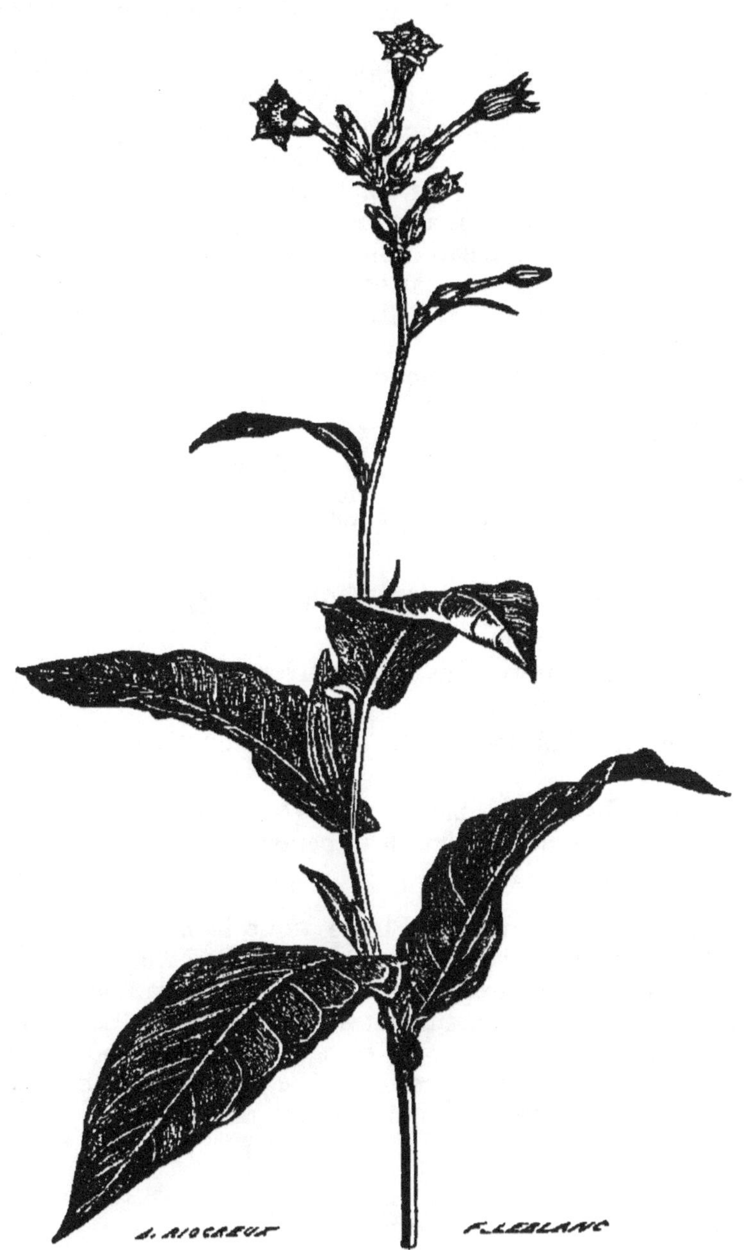

Fig. 39. Tabac.

Stramoine [*datura, pomme épineuse, herbe aux sorciers, herbe du diable*], haute d'au moins 1 mètre ; tige creuse et très rameuse ;

feuilles ovales, alternes, pétiolées, d'odeur vireuse et nauséabonde, de saveur âcre et amère ; fleurs très grandes, blanches ou violettes ; même habitat que la jusquiame, même usage des feuilles ;

Tabac (fig. 39), plante originaire du Mexique, actuellement cultivée dans toute l'Europe ; la décoction de ses feuilles (15 gr. p. 1 litre d'eau) est employée en lotions contre la gale, la teigne, les poux ; en lotions et en fomentations sur les parties douloureuses et engorgées, où on applique aussi des cataplasmes de feuilles ; un lavement composé de 4 à 5 gr. de feuilles de tabac infusées dans 500 gr. d'eau bouillante, qu'on laisse ensuite refroidir, est utile pour combattre la constipation opiniâtre, l'asphyxie, la hernie étranglée ; la fumée de tabac n'est plus employée, pas plus introduite dans le rectum que dirigée sur les régions douloureuses, elle est sans action.

Alkékenge ou **Coqueret**. — Plante vivace, à racines rampantes ; tige haute de 30 à 50 centimèt., d'abord verte, puis rougeâtre ; feuilles géminées ; fleurs solitaires, blanchâtres ou jaune pâle ; baies globuleuses, écarlates, enfermées dans le calice renflé et coloré en rouge.

Habitat. Commune dans les champs cultivés, les vignes, etc.

Parties us. Les baies, les feuilles.

Réc. Août-septembre. Les baies doivent être séparées du calice, puis séchées à l'étuve.

Propr. médic. Rafraîchissantes et diurétiques (goutte, gravelle, hydropisie).

Us. int. Infusion des baies (20 à 50 gr. p. 1 litre d'eau). Macération des baies ou des feuilles, pendant huit jours, dans l'eau ou le vin (30 gr. p. 1 litre).

Pomme de terre. — Plante dont la culture et la récolte sont du domaine de l'agriculture. Les tubercules de sa racine, outre qu'ils sont un excellent aliment, sont calmants et adoucissants : on les applique surtout sur les brûlures, sous forme de cataplasmes, crus et râpés, ou cuits et réduits en bouillie. Avec les feuilles et les jeunes tiges, on fait également des cataplasmes, des lotions, des lavements, qui apaisent la douleur.

OLÉINÉES

Frêne à fleurs et **Frêne à feuilles rondes** [*frêne à manne*]. — Arbres qui croissent dans la Pouille, la Calabre et la Sicile, et qui fournissent, par incisions faites à l'écorce ou spontanément, un suc concret et sucré qui est la *manne*. On connaît dans le commerce :

La *manne en larmes*, qui est en stalactites blanches, douces, sucrées, cristallines, sèches et poreuses ;

La *manne en sortes*, en grumeaux irréguliers, jaunâtres, mous et gluants ;

La *manne grasse*, molle, gluante, colorée, très impure. La première est la plus estimée. C'est un purgatif doux, très employé, qui se donne, dissous dans du lait, à la dose de 10 à 20 gr. chez l'enfant, de 50 gr. chez l'adulte.

Frêne commun [*quinquina d'Europe*]. — Arbre indigène, bien connu de tout le monde, se plaisant dans tous les terrains.

Parties us. L'écorce, les feuilles.

Réc. L'écorce, recueillie au printemps sur des branches de trois à quatre ans, doit être séchée vite et conservée à l'abri de l'humidité. Les feuilles, récoltées en mai-juin, doivent être employées sèches.

Propr. médic. L'écorce est tonique, astringente et fébrifuge (inférieure au quinquina). Les feuilles sont laxatives, diurétiques et sudorifiques (goutte, rhumatisme).

Us. int. Décoction de l'écorce (15 à 60 gr. p. 1 litre d'eau). Décoction ou infusion des feuilles (8 à 15 gr. p. 250 gr. d'eau).

Olivier. — Arbre originaire d'Asie, cultivé dans toute la région méditerranéenne ; tronc peu régulier et peu élevé ; feuilles opposées, coriaces, persistantes, vertes en dessus, blanchâtres en dessous ; fleurs petites, blanchâtres, en grappes ; fruits (*olives*) drupacés, ovoïdes, lisses, violet foncé.

Parties us. L'écorce, les feuilles, l'huile des fruits.

Propr. médic. L'écorce et les feuilles sont astringentes, toniques et fébrifuges. L'huile d'olive est purgative, vermifuge, adoucissante.

Us. int. Décoction de l'écorce ou des feuilles (15 à 60 gr. p. 1 litre d'eau). Huile (20 à 60 et 100 gr.), comme purgatif, surtout en cas d'empoisonnement.

Us. ext. Huile en lavement (20 à 40 gr.), comme laxatif ; ou en onctions (brûlures, démangeaisons, douleurs, etc.).

Troène. — Arbrisseau de 2 à 3 mètres ; feuilles ovales, non dentées, d'un vert clair, de saveur âpre ; fleurs blanches, odorantes.

Habitat, Cult. Commun dans les haies et les bois, culture facile.

Parties us. Les feuilles, les fleurs.

Réc. En été.

Propr. médic. Légèrement astringentes (maux de gorge, diarrhée).

Us. int. et *ext.* Décoction (30 à 60 gr. p. 1 litre d'eau).

ERICACÉES

Airelle Myrtille [*raisin des bois*]. — Sous-arbrisseau de 30 à 60 centimèt. de hauteur ; feuilles alternes, aiguës ; fleurs blanc rosé ; baies d'un noir bleuâtre, de saveur aigrelette.

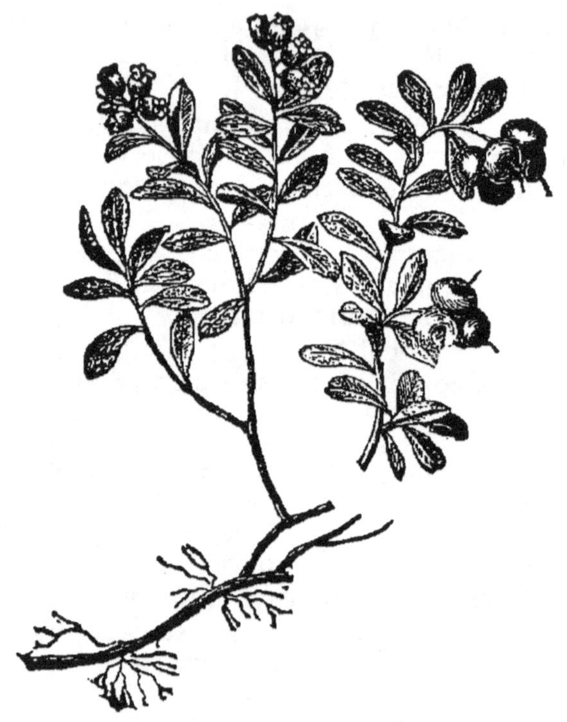

Fig. 40. Arbousier.

Habitat, Cult. Bois ombragés. Exposition fraîche, terre de bruyère.

Parties us. Baies.

Propr. médic. Rafraîchissantes, astringentes (diarrhée, dysenterie, inflammations, etc.).

Us. int. Suc des baies. Infusion ou décoction (30 à 60 gr. p. 1 litre d'eau).

Airelle ponctuée. — Arbrisseau voisin du précédent, dont les baies, d'un rouge vif, sont employées vulgairement en cataplasmes dans les engorgements du sein.

Arbousier [*busserole, raisin d'ours, uva ursi*] (fig. 40). — Arbuste à tiges rampantes et rameuses; feuilles alternes, persistantes, semblables à celles du buis; fleurs blanc rosé; baies rouges, petites.

Habitat, Cult. Lieux montagneux. Exposition ombragée.

Parties us. Les feuilles (ne pas les confondre avec celles d'airelle ponctuée, qui sont moins vertes, tachées de brun en dessous).

Réc. En toute saison : elles s'emploient sèches le plus souvent.

Propr. médic. Astringentes et diurétiques (catarrhes des voies urinaires et des bronches, gravelle, blennorragie, pertes utérines).

Us. int. Poudre de feuilles (4 à 8 gr.). Infusion ou décoction (15 à 30 gr. p. 1 litre d'eau).

SCROFULARINÉES

Bouillon-blanc [*molène*]. — Plante bisannuelle à racine pivotante ; tige de 1 à 2 mètres ; feuilles laineuses, douces au toucher ; fleurs jaunes.

Habitat. Très commun dans les endroits pierreux et incultes.

Parties us. Les feuilles et les fleurs.

Réc. Les fleurs en mai : elles doivent être séchées rapidement et tenues à l'abri de l'humidité, pour ne pas brunir.

Propr. médic. Les fleurs sont adoucissantes et pectorales (irritation des bronches, du tube digestif, des voies urinaires). Les feuilles sont émollientes.

Us. int. Infusion des fleurs (10 à 30 gr. p. 1 litre d'eau).

Us. ext. Décoction des feuilles (30 à 60 gr. p. 1 litre d'eau).

Digitale [*doigtier, gantelée, gant de Notre-Dame*]. — Plante bisannuelle, haute de 50 centimèt. à 1 mètre 50; feuilles alternes, les inférieures ovales, lancéolées, pubescentes, grisâtres en dessous, pubescentes ; les moyennes oblongues, pointues, à court pétiole; les supérieures sessiles, courtes ; fleurs grandes (fig. 41), pendantes, purpurines.

Habitat. Clairières et taillis des montagnes granitiques de l'Europe. On n'emploie que la digitale non cultivée.

Parties us. Les feuilles (fig. 42).

Réc. Pendant la deuxième année, un peu avant la floraison ou dès l'apparition des fleurs. On trie les feuilles, on sépare le pétiole et la nervure médiane, on les fait sécher d'abord à l'ombre, puis à l'étuve ; on conserve à l'abri de la lumière, en vases clos.

Propr. médic. Très utile pour ralentir les battements du cœur, augmenter l'urine, abaisser la chaleur du corps, calmer la fièvre, arrêter les hémorragies, la digitale est une substance dangereuse qui, à doses fortes ou longtemps continuées, produit des accidents d'empoisonnement.

Us. int. Poudre de feuilles (10 à 40 centig. en 3 ou 4 fois). Infusion (50 à 60 centigr. p. 100 gr. d'eau). Les autres préparations (sirop, teinture, digitaline, etc.) sont pharmaceutiques.

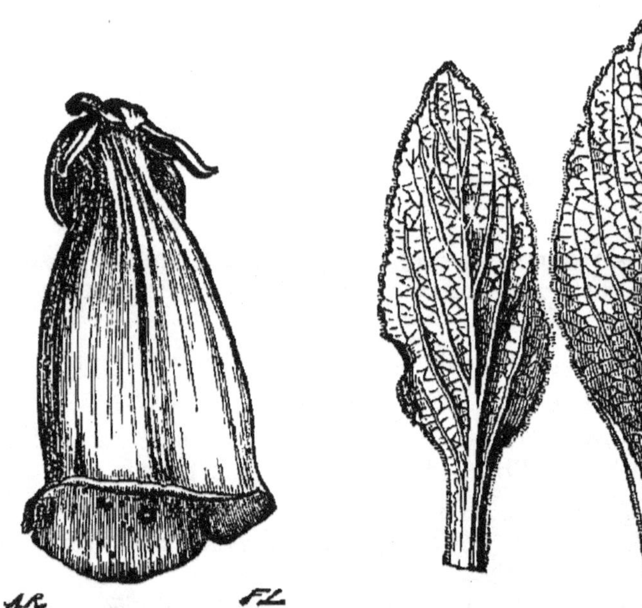

Fig. 41. Fleur de Digitale.   Fig. 42. Feuilles de Digitale.

Euphraise [*casse-lunettes*]. — Plante faiblement aromatique, de saveur amère et astringente, dont les fleurs blanches, marquées de raies pourpres et violettes, présentent une tache jaunâtre qui a été comparée à la forme de l'œil, ce qui a fait employer son infusion en collyres contre les maladies d'yeux : elle est presque complètement inerte.

Gratiole [*herbe à pauvre homme, séné des prés*]. — Plante vivace, haute de 20 à 50 centimèt., de saveur amère et nauséeuse ;

feuilles opposées, sessiles, ovales ou lancéolées ; fleurs blanches, nuancées de rose, de lilas et de jaune.

Habitat. Lieux humides, bords des ruisseaux.

Parties us. Toute la plante.

Réc. Au début de la floraison. S'emploie sèche de préférence.

Propr. médic. Purgatif utile dans l'hydropisie, la congestion, la goutte, mais nuisible en cas de fièvre ou d'irritation digestive.

Us. int. Infusion ou décoction (30 à 60 gr. p. 1 litre d'eau), à la dose d'un verre.

Us. ext. Décoction (10 à 15 gr. p. 1 lavement).

Scrofulaire aquatique [*bétoine d'eau, herbe du siège*]. — Plante vivace, d'odeur fétide, de saveur amère et nauséeuse, haute de 1 mètre ; racines fibreuses et touffues ; feuilles opposées, pétiolées, ovales lancéolées fleurs olivâtres ou d'un pourpre noirâtre.

Habitat. Lieux humides et marécageux.

Parties us. Racines.

Propr. médic. Regardée comme stimulante, tonique, vermifuge, vulnéraire et antiscrofuleuse (propriétés douteuses).

Us. int et *ext.* Décoction (30 à 100 gr. p. 1 litre d'eau).

Scrofulaire noueuse [*grande scrofulaire, herbe aux hémorroïdes* ou *aux écrouelles*]. — Mêmes propriétés que la précédente, peut-être plus énergiques (15 à 20 gr. p. 1 litre d'eau).

Véronique officinale [*véronique mâle, thé d'Europe*]. — Plante de saveur amère et aromatique, à tiges couchées, velues ; feuilles opposées, velues, dentées ; fleurs en grappe, lilas ou bleu clair, veinées de rose ou de pourpre.

Habitat. Lieux incultes et sablonneux.

Parties us. Sommités fleuries.

Réc. Pendant tout le temps de la floraison. S'emploient fraîches ou sèches.

Propr. médic. Employées dans le catarrhe des bronches, la gravelle, la jaunisse.

Us. int. Infusion (30 gr. p. 1 litre d'eau).

Véronique des bois, Véronique petit chêne, Véronique à épi. — Espèces souvent substituées, sans inconvénients, à la précédente.

Véronique beccabunga ou **aquatique.** — Plante vivace, qui croît dans les prairies humides, les fossés, les étangs, et qui se rapproche du cresson par ses propriétés antiscorbutiques et dépuratives. Infusion de la plante fraîche (30 à 100 gr. p. 1 litre d'eau) ; ou suc (50 à 100 gr.).

ACANTHACÉES

Acanthe [*branche ursine*]. — Plante vivace, à racine fibreuse; feuilles grandes, vert foncé, molles ; fleurs en épi, blanc jaunâtre ou rougeâtre.

Habitat, Cult. Commune dans les terrains pierreux. Se cultive dans un terrain léger et profond, à une exposition chaude.

Parties us. Les feuilles.

Réc. S'emploient fraîches de préférence.

Propr. médic. Emollientes.

Us. ext. Décoction (50 gr. p. 1 litre d'eau), pour fomentations lavements, cataplasmes.

LABIÉES

Agripaume [*cardiaire*]. — Plante vivace, à tige carrée, haute de 60 à 80 centimèt.; feuilles opposées, pubescentes, d'odeur aromatique et de saveur amère, ainsi que les fleurs, qui sont rosées et tachées de pourpre.

Habitat. Endroits incultes et pierreux. On ne l'emploie qu'à l'état sauvage.

Parties us. Feuilles et sommités.

Propr. médic. Légèrement toniques et sudorifiques.

Us. int. Infusion (30 à 60 gr. p. 1 litre d'eau).

Ballote noire ou **fétide** [*marrube noir* ou *puant*]. — Plante vivace, haute de 30 centimèt. à 1 mètre, pubescente, grisâtre ou brun-pourpre ; feuilles pétiolées, velues ; fleurs rougeâtres.

Habitat. Comme l'agripaume.

Parties us. Feuilles et sommités.

Propr. médic. Stimulantes, antispasmodiques, vermifuges.

Us. int. Infusion (30 à 60 gr. p. 1 litre d'eau).

Ballote cotonneuse. — Plante aromatique de la Sibérie, vantée contre la goutte, le rhumatisme, l'hydropisie. Décoction (30 gr. p. 1 litre d'eau réduit à un demi-litre).

Bétoine. — Plante vivace, haute de 25 à 50 centimèt.; racine chevelue, brûnâtre, grosse comme le petit doigt ; feuilles ovales ou cordiformes, rugueuses, velues ; fleurs purpurines.

Habitat, Cult. Commune dans les endroits ombragés. Se cultive par semis de graines, en terrain frais et ombragé.

Parties us. Racine et feuilles.

Réc. Au début de la floraison, de préférence.

Propr. médic. La racine est vomi-purgative ; les feuilles, sternutatoires.

Us. int. Poudre de racine (1 à 3 gr.).

Us. ext. Poudre de feuilles (une pincée), comme sternutatoires.

Bugle [*consoude moyenne*]. — Plante vivace, commune dans les endroits frais, dont les feuilles et les sommités fleuries, légèrement astringentes, sont à tort considérées comme vulnéraires ; à peine emploie-t-on leur décoction en gargarismes dans les maux de gorge.

Calament. — Plante vivace, aromatique, à racine rampante et ligneuse ; tige rameuse, haute de 30 à 50 centimèt., velue ; feuilles opposées à pétiole court, ovales, dentées ; fleurs purpurines.

Habitat, Cult. Habite les lieux montueux et arides. Culture en terrain léger, par semis de graines.

Parties us. Feuilles et sommités fleuries.

Propr. médic., Us. Les mêmes que la mélisse.

Cataire [*herbe aux chats*]. Plante vivace, de saveur âcre et amère, d'odeur forte qui attire les chats ; tige rameuse, velue, haute de 60 centimèt. à 1 mètre ; feuilles pétiolées, ovales, pubescentes, dentées, grisâtres ; fleurs blanches, ponctuées de rouge.

Habitat, Cult. Terrains pierreux. Peu difficile sur le choix du terrain et de l'exposition.

Parties us. Sommités fleuries.

Propr. médic. Stimulantes, stomachiques, emménagogues.

Us. int. Infusion (30 gr. p. 1 litre d'eau).

Germandrée officinale [*petit chêne*]. Plante vivace, arotique et amère, à racine rampante ; tige couchée, rameuse, pubescente ; feuilles pétiolées, petites, ovales, grisâtres en dessous ; fleurs purpurines.

Habitat, Cult. Spontanée dans les bois et coteaux arides. Vient bien dans tous les sols.

Parties us. Feuilles et sommités fleuries.

Réc. Juin-septembre. Se sèche à l'air.

Propr. médic. Tonique, amère, légèrement fébrifuge et anti-goutteuse.

Us. int. Infusion (30 à 60 gr. p. 1 litre d'eau).

Germandrée d'eau [*scordium*]. — Plante vivace, d'odeur alliacée (surtout quand on la froisse entre les doigts), à racine rampante ; tige velue, rameuse ; feuilles molles, dentées ; fleurs rougeâtres.

Habitat, Cult. Croît dans les terrains humides. Vient dans tous les sols.

Parties us. Feuilles et sommités.

Réc. Doit être séchée rapidement, et conservée à l'abri de l'air.

Propr. médic. Stimulantes, stomachiques, antiseptiques, vermifuges.

Us. int. Infusion (30 à 60 gr. p. 1 litre d'eau).

Hysope ou **Hyssope**. — Plante vivace, haute de 30 à 40 centimèt.; d'odeur aromatique ; feuilles opposées, entières, linéaires-lancéolées ; fleurs bleues.

Habitat, Cult. Originaire de l'Europe méridionale. Culture en terrain léger, exposition chaude.

Parties us. Feuilles et sommités fleuries.

Propr. médic. Stimulantes, béchiques, pectorales (catarrhe des bronches).

Us. int. Infusion (16 à 20 gr. p. 1 litre d'eau).

Lamier ou **Ortie blanche**. — Plante vivace, ressemblant à l'ortie commune, avec laquelle elle croît généralement, mais s'en distinguant par sa tige carrée, ses feuilles piquantes, ses fleurs blanches (vendues sous le nom de *fleurs d'ortie*).

Parties us. Les fleurs.

Réc. Il vaut mieux les employer fraîches. Pour les conserver, on les récolte en mai, et on les monde avant de les sécher.

Propr. médic. Astringentes, employées dans les flueurs blanches.

Us. int. Infusion (20 gr. p. 1 litre d'eau).

Lavande officinale [*l. commune* ou *des jardins*]. — Sous-arbrisseau haut de 1 mètre au plus, à tige carrée ; feuilles entières, linéaires, grisâtres en dessous ; fleurs bleues ou violacées, en épis courts.

Us. int. Infusion (10 à 15 gr. p. 1 litre d'eau). Eau de mélisse (1 cuillerée à café).

Menthe poivrée [*menthe anglaise*] (fig. 44). — Plante vivace, d'odeur pénétrante et camphrée, de saveur d'abord chaude et poivrée, puis fraîche ; tige rougeâtre, à peine velue, haute de 50 centimèt. ; feuilles opposées, pétiolées, finement dentées ; fleurs purpurines, nombreuses, en épis.

Habitat. Originaire d'Angleterre. Plus active dans les pays froids.

Parties us. Feuilles et sommités.

Réc. En juillet. Séchées rapidement, elles doivent conserver leur odeur et leur saveur.

Propr. médic. Stimulantes, antispasmodiques, stomachiques, carminatives, emménagogues (utile dans toute faiblesse des organes).

Us. int. Infusion (8 à 10 gr. p. 1 litre d'eau).

Menthe verte ou **romaine, Menthe aquatique, Menthe sauvage, Menthe à feuilles rondes. Menthe crépue, Menthe baume** [*baume des jardins*] **Menthe pouliot.** — Espèces voisines de la précédente par leur odeur, leur saveur, leurs propriétés, mais presque inusitées : la menthe poivrée est seule employée aujourd'hui.

Origan [*marjolaine sauvage*]. — Plante vivace, d'odeur aromatique, à tige carrée, rameuse en haut, souvent rougeâtre, haute de 60 centimèt. ; feuilles opposées, ovales, velues en dessous ; fleurs purpures, parfois blanches.

Habitat, Cult. Commun sur les coteaux arides. Se cultive en terre légère, exposée à la chaleur.

Parties us. Sommités fleuries et feuilles.

Propr. médic. : à *l'intérieur*, stimulantes (comme la menthe) ;
à *l'extérieur*, résolutives (douleurs rhumatismales).

Us. int. Infusion (10 à 15 gr. p. 1 litre d'eau).

Us. ext. Application de l'herbe chaude sur les parties douloureuses.

Romarin. — Arbrisseau haut de 1 mètre, très rameux, d'odeur aromatique ; feuilles opposées, sessiles, étroites, linéaires, coriaces, vertes et luisantes en dessus, blanchâtres en dessous ; fleurs bleu pâle.

Habitat. Littoral de la Méditerranée.

Cult., Parties us., Propr. médic., Us. Les mêmes que la menthe et l'origan.

Sauge officinale [*herbe sacrée*]. Plante à rameaux pubescents, d'odeur très aromatique, de saveur chaude, un peu amère ; feuilles opposées, pétiolées, oblongues, grisâtres, pubescentes ; fleurs bleuâtres.

Habitat. Midi de la France.

Cult., Parties us., Propr. médic., Us. Les mêmes que la menthe et l'origan.

Sauge des prés, Sauge sclarée [*toute-bonne*]. — Espèces aromatiques et stimulantes, comme la précédente.

Serpolet [*thym sauvage*]. — Sous-arbrisseau à tiges et rameaux diffus, étalés, rougeâtres ; feuilles opposées, entières ; fleurs purpurines, roses ou blanches ; odeur aromatique.

Habitat. Commun dans les terrains secs et arides.

Parties us. Sommités fleuries.

Propr. médic. Stimulantes et stomachiques (moins employé que la menthe).

Us. int. Infusion (10 à 15 gr. p. 1 litre d'eau).

Thym. — Plante vivace, à tiges dressées, ligneuses, cendrées ou brun rougeâtre, un peu pubescentes ; feuilles sessiles, très petites, blanchâtres ; fleurs blanches ; odeur aromatique, surtout à l'état frais.

Habitat, Cult. Spontanée dans le Midi. Terrain léger, exposition chaude.

Parties us. Feuilles et sommités fleuries.

Réc. Pendant la floraison.

Propr. médic. Les mêmes que les plantes précédentes, quoiqu'il soit cultivé surtout pour l'usage culinaire.

Us. int. Infusion (10 à 15 gr. p. 1 litre d'eau).

Us. ext. Décoction (30 à 100 gr. p. 1 litre d'eau), pour lotions, bains, etc. Le thym entre dans les bains aromatiques, avec la lavande et le serpolet.

PARONYCHIÉES

Herniaire [*turquette, herniole*]. — Plante annuelle, un peu amère, à tiges rampantes ; feuilles petites, ovales ; fleurs sessiles, verdâtres.

Habitat. Endroits sablonneux et incultes.

Parties us. L'herbe entière.

Propr. médic. Diurétique (sans aucune action sur les hernies).

Us. int. Infusion (30 à 60 gr. p. 1 litre d'eau).

RUBIACÉES

Aspérule odorante [*muguet des bois, reine des bois*]. — Plante herbacée, inodore quand elle est fraîche, d'odeur agréable quand elle est sèche ; racine grosse, rougeâtre ; tige haute de 20 à 30 centimèt. ; feuilles verticillées par 6 ou par 8 ; fleurs blanches ; fruits à poils crochus.

Habitat. Très commune dans les forêts.

Parties us. La plante entière.

Propr. médic. Diurétique.

Us. int. Infusion (40 à 50 gr. p. 1 litre d'eau).

Herbe à l'esquinancie. — Aspérule à fleurs roses, dont l'infusion peut s'employer en gargarismes contre les maux de gorge.

Caille-lait jaune [*gaillet*]. — Plante qui ne fait nullement cailler le lait, à tiges raides ; feuilles linéaires, vertes et luisantes en dessus, grisâtres en dessous, verticillées par 6 à 12 ; fleurs jaunes, très odorantes.

Habitat. Très commun dans les prés, dans les bois.

Parties us. Sommités fleuries.

Réc. En juin : dessiccation rapide, conservation en vase clos.

Propr. médic. Vanté à tort contre l'épilepsie : antispasmodique, sudorifique.

Us. int. Infusion (15 à 30 gr. p. 1 litre d'eau).

Caille-lait blanc et **Caille-lait des marais.** — Mêmes propriétés que le précédent.

Ipécacuanha. — Nom brésilien d'une racine, dont on trouve trois espèces dans le commerce :

Ip. annelé [*ip. officinal, béconquille, racine d'or*], racine longue de 7 à 10 centimèt., grosse comme une petite plume, recourbée en divers sens, blanc jaunâtre intérieurement, écorce épaisse, gris noirâtre ou gris rougeâtre, disposée en anneaux, saveur âcre et aromatique ;

Ip. strié (fig. 45), long de 3 à 10 centimèt., gros de 2 à 3 millimèt., à écorce striée longitudinalement, gris sale à l'extérieur, gris noirâtre ou toute noire intérieurement ;

Ip. ondulé, d'un blanc mat et farineux à l'intérieur, gris blanchâtre à l'extérieur, écorce ondulée, creusée de sillons demi-circulaires.

L'ipéca annelé est le meilleur.

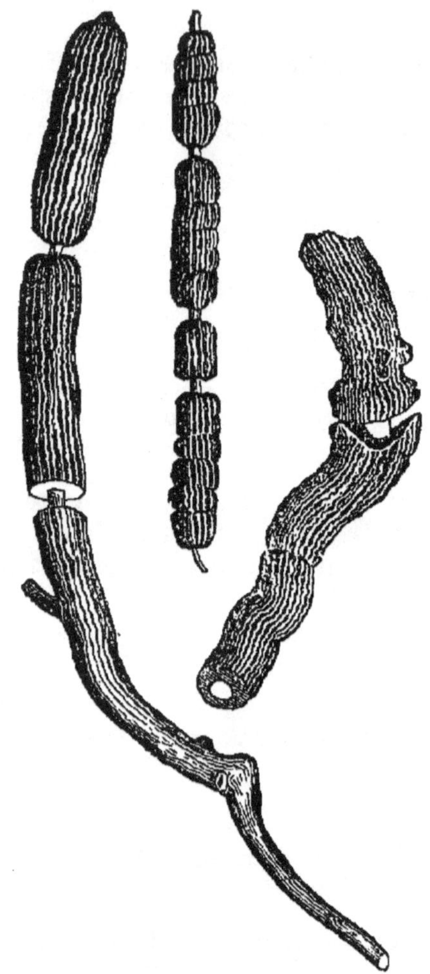

Fig. 45. Ipéca strié.

Propr. médic. Vomitif plus doux que l'émétique. Expectorant à petites doses.

Us. int. Comme vomitif, poudre (20 centigr. à 1 gr. et 1 gr. 50, suivant les âges, en 2 ou 3 prises, à prendre de 10 en 10 minutes); ou sirop (15 à 30 gr. en 2 fois) chez les enfants : faciliter les vomissements par l'ingestion d'eau tiède. Comme expectorant, pastilles (3 à 5 p. jour).

Quinquina. — Nom donné à l'écorce de plusieurs arbres ou arbrisseaux toujours verts, qui croissent en Amérique, dans les vallées des Andes, entre 1,200 et 3,000 mètres au-dessus de

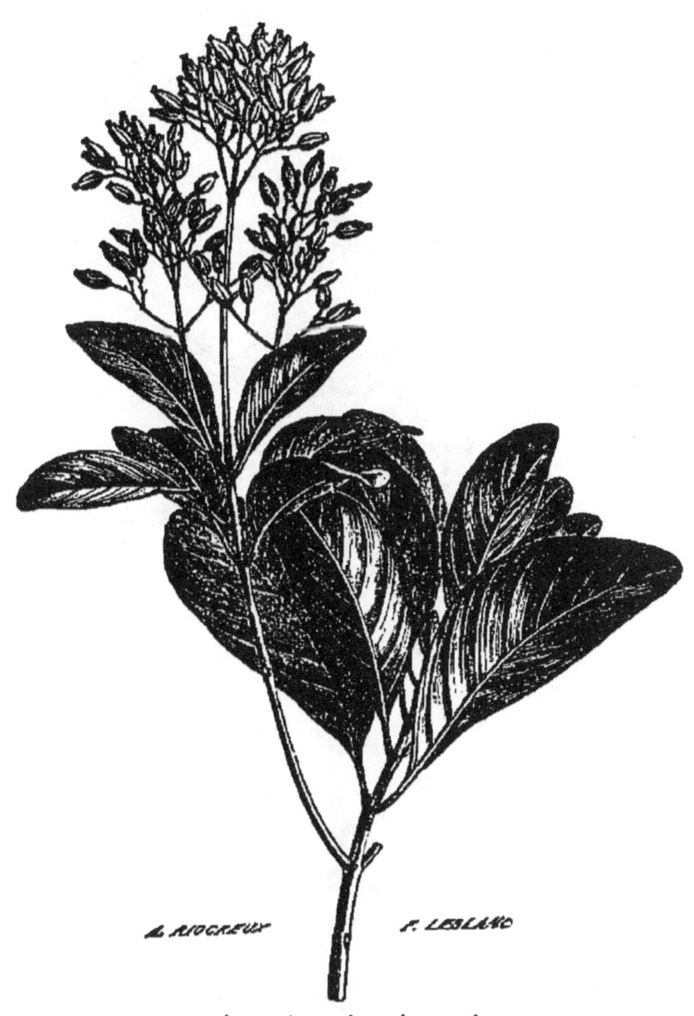

Fig. 46. Quinquina gris.

la mer. Le Codex admet seulement trois sortes de quinquinas :

Quinquina gris (fig. 46), écorce mince, roulée, médiocrement fibreuse, grise et fendillée extérieurement, jaunâtre intérieurement, astringente plus qu'amère, donnant une poudre d'un fauve grisâtre pâle ;

Quinquina rouge, donnant une poudre rouge, de teinte plus ou moins vive, à la fois très amère et très astringente ;

Quinquina jaune (fig. 47), écorce jaune orangé, épaisse de 3 à 4 millim., de texture très fibreuse, amère plus qu'astringente, donnant une poudre jaune fauve ou orangée.

Propr. médic. : à l'intérieur, le quinquina gris (pauvre en quinine, riche en cinchonine) agit comme amer (inappétence, paresse des digestions) et tonique (faiblesse générale, anémie, chlorose, convalescences, phtisie, etc.); c'est lui qu'on emploie

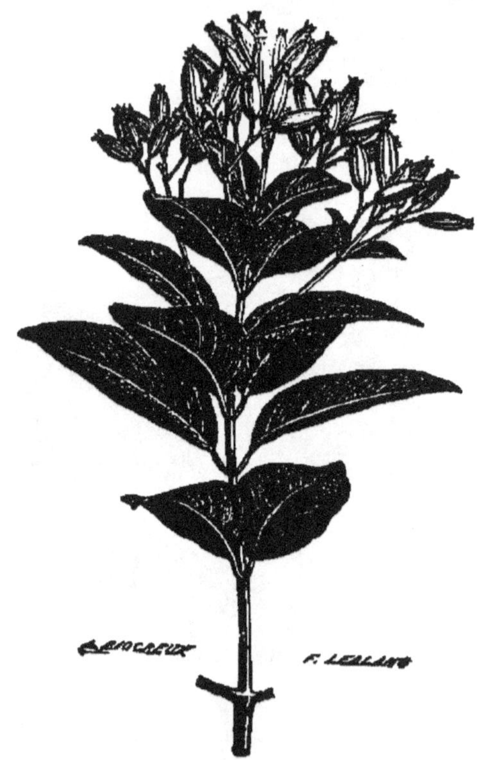

Fig. 47. Quinquina jaune.

le plus, ensuite vient le quinquina rouge, qui est à la fois amer et tonique, à un degré moindre ; le quinquina jaune est fébrifuge (fièvres intermittentes), mais peu usité en cette qualité depuis la découverte de la quinine, son principe actif;

à l'extérieur, quinquina rouge ou gris, comme astringent et antiseptique (plaies et ulcères fétides, écorchures du siège).

Us. int. Comme amer et tonique, poudre de quinquina gris (4 gr.), ou tisane (eau ou macération) de quinquina (on fait macérer 20 à 30 gr. de quinquina gris dans 1 litre d'eau froide pendant 10 heures, on filtre, 2 à 3 tasses par jour); ou vin de quinquina (on verse 60 gr. d'eau-de-vie sur 30 gr. d'écorce concassée, on laisse 24 heures en contact, on ajoute 1 litre de vin de Bordeaux, Banyuls ou Malaga, on laisse macérer 8 à 10 jours, en agitant de temps en temps, on filtre); la décoction (30 gr. p. 1 litre d'eau) et le sirop de quinquina sont de moins bonnes préparations.

Comme fébrifuge (à défaut de quinine), poudre de quinquina rouge (12 gr.).

Us. ext. Poudre bien fine de quinquina jaune ou gris pour pansements, ou décoction d'écorce pour lotions.

CAPRIFOLIACÉES

Sureau commun [*sureau noir*]. — Arbre bien connu, spontané dans les haies et les endroits frais, facile à cultiver partout, dont l'écorce a une saveur douceâtre, puis nauséeuse; les feuilles et les fleurs ont, à l'état frais, une odeur désagréable, qui se perd par la dessiccation; les baies renferment un suc rouge pourpre, acidule.

Parties us. Ecorce intérieure, fleurs, baies.

Réc. Fleurs, en juin: séchées rapidement et conservées au sec. Baies en automne. Ecorce avant la floraison: s'emploie fraîche.

Propr. médic. : *à l'intérieur,* l'écorce est purgative; les fleurs fraîches sont légèrement purgatives; sèches, elles sont sudorifiques; les baies sont sudorifiques, et purgatives à haute dose ;

à l'extérieur, les fleurs sont adoucissantes et résolutives.

Us. int. Comme purgatif, décoction d'écorce ou de baies (20 à 30 gr. p. 500 gr. d'eau), ou extrait de baies (*rob de sureau*), 12 à 15 gr. Comme sudorifique, infusion de fleurs sèches (10 à 15 gr. p. 1 litre d'eau) ou rob (4 à 8 gr.).

Us. ext. Infusion de fleurs pour lotions, fumigations, etc.

Hièble ou **Yèble** [*petit sureau, sureau en herbe*]. — Plante herbacée, vivace, très commune dans les endroits humides, ayant les mêmes propriétés et les mêmes usages que le sureau.

Viorne. — Arbrisseau à fleurs blanches, dont les baies et les feuilles passent pour astringentes, ce qui les fait parfois employer dans la diarrhée, et, sous forme de gargarismes, dans les maux de gorge. Son écorce est rubéfiante et pourrait être employée pour produire la vésication.

VALÉRIANÉES

Valériane officinale ou **sauvage** [*herbe aux chats*]. — Plante bisannuelle, à racine courte, garnie de radicelles nombreuses, blanchâtres, brunissant par la dessiccation et prenant alors une odeur très désagréable, de saveur d'abord sucrée, puis âcre et amère; tige haute de 1 à 2 mètres; feuilles opposées, à segments ovales ou elliptiques, entiers ou dentés; fleurs roses ou lilas.

Habitat. Lieux humides, coteaux broussailleux : la culture diminue son activité.

Partie us. La racine (fig. 48).

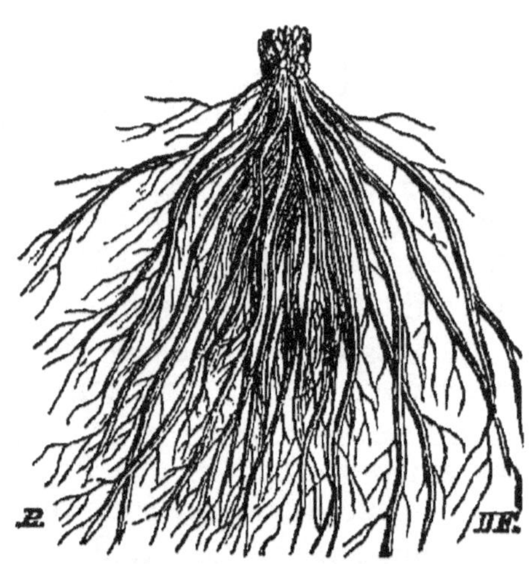

Fig. 48. Valériane.

Réc. En automne, sur les coteaux de préférence. Séchée à l'étuve.

Propr. médic. Antispasmodique puissant (épilepsie, danse de Saint-Guy, et surtout hystérie); vermifuge; fébrifuge.

Us. int. Décoction (8 à 15 gr. p. 1 litre d'eau): cette tisane ayant une saveur très désagréable, on emploie plutôt la poudre (3 à 10 gr.) en bols, pilules, etc.

Grande Valériane [*Valériane Phu*], **Valériane celtique, Valériane dioïque.** — Mêmes propriétés que la précédente, moins prononcées.

SYNANTHÉRÉES

Grande absinthe [*absinthe commune, aluine*]. — Plante vivace, d'odeur aromatique forte, de saveur très amère; tige haute de 60 centimèt.; feuilles molles, blanchâtres, douces au toucher; fleurs jaunes.

Habitat, Cult. Lieux incultes. Semis de graines en terre légère, au soleil.

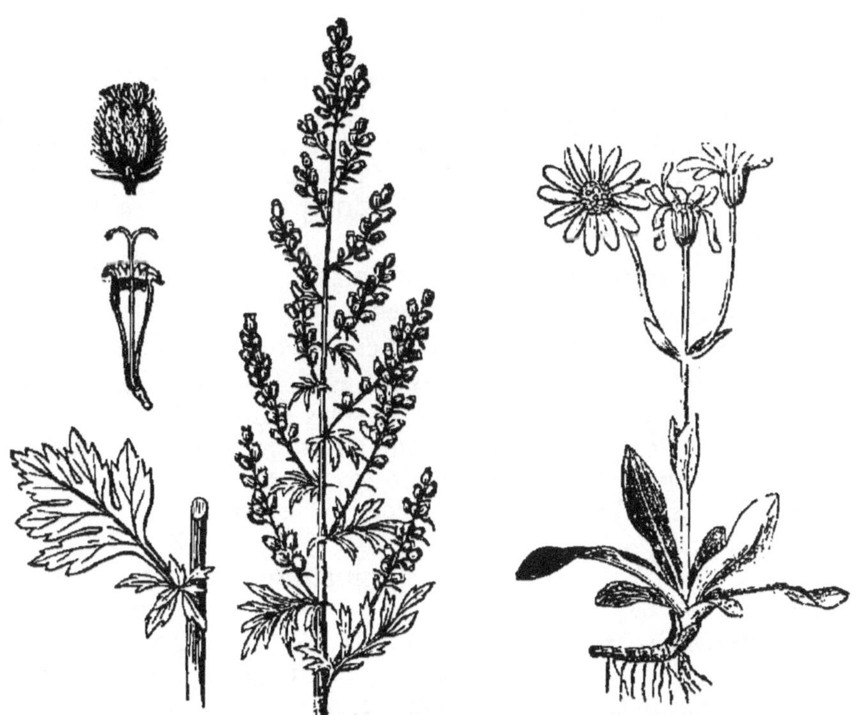

Fig. 49. Armoise   Fig. 50. Arnica.

Parties us. Feuilles et sommités fleuries.

Réc. Au moment de la floraison. Dessiccation à l'étuve.

Propr. médic. : à l'intérieur, tonique et stimulante, vermifuge, fébrifuge, emménagogue ;

à l'extérieur, détersive et antiputride.

Us. int. Poudre (4 à 8 gr.). Infusion 8 à 16 gr. p. 1 litre d'eau). Décoction (15 à 30 gr. p. 1 litre d'eau). Vin (32 gr. p. 1 litre de vin blanc).

Us. ext. Décoction concentrée pour lotions et pansements.

Petite Absinthe [*absinthe pontique* ou *romaine*], **Absinthe maritime.** — Mêmes propriétés que la précédente, moins prononcées.

Armoise (fig. 49). — Plante vivace, à tige rougeâtre, haute de 1 à 2 mètres ; feuilles vertes en dessus, blanches et duvetées en dessous ; fleurs rouge pâle.

Habitat, Cult., Parties us., Réc. Comme l'absinthe.

Propr. médic. Tonique et stimulante, surtout emménagogue.

Us. int. Comme l'absinthe.

Arnica [*bétoine des montagnes, tabac des Vosges, herbe aux chutes*] (fig. 50). — Plante vivace, à racine brune ou rougeâtre au dehors, blanche au dedans, menue, fibreuse, d'odeur et de saveur âcres, aromatiques ; tige de 20 à 50 centimèt. ; feuilles opposées, étroites, pubescentes ; fleurs jaune doré, à écailles velues ; fruits couronnés de poils raides.

Habitat. Montagnes froides de l'Europe. Difficile à cultiver.

Parties us. Racine, feuilles et fleurs.

Réc. Racine en septembre. Feuilles et fleurs en juillet.

Propr. médic. : à l'intérieur, la racine a été employée contre la coqueluche, la dysenterie (peu usitée) ; les feuilles sont stimulantes, fébrifuges ; elles passent pour vulnéraires et sont employées vulgairement contre les chutes, contusions, etc., où elles ne sont utiles que si le blessé tend à défaillir et si la plaie n'est pas enflammée ;

à l'extérieur, les feuilles sont sternutatoires, et les fleurs résolutives.

Us. int. Décoction de la racine (5 à 15 gr. p. 1 litre d'eau). Infusion ou décoction des fleurs (10 à 30 gr. p. 1 litre d'eau). Teinture d'arnica (1 cuillerée dans 1 verre d'eau sucrée).

Us. ext. Poudre de feuilles (comme sternutatoire). Cataplasmes de fleurs. Teinture étendue d'eau pour pansements.

Aunée ou **Aulnée officinale** [*œil-de-cheval, inule*]. — Plante vivace, à racine longue, grosse, charnue, roussâtre au dehors, blanchâtre en dedans, d'odeur forte, de saveur âcre et amère ; tige velue, de 1 mètre à 1ᵐ50 ; feuilles cotonneuses ; fleurs jaunes.

Habitat, Cult. Croît et se cultive dans les terrains un peu humides.

Partie us. Racine.

Réc. A 2 ou 3 ans. Prend en se desséchant une odeur d'iris.

Propr. médic. : à l'intérieur, tonique et stimulante, diurétique, sudorifique (paresse du tube digestif, catarrhes des bronches et de la vessie) ;

à l'extérieur, utile contre la gale, les dartres, les démangeaisons.

Us. int. et *ext.* Décoction (15, 30 et 60 gr. p. 1 litre d'eau).

Aunée antidysentérique. — Espèce voisine de la précédente, utile contre la diarrhée et la dysenterie : décoction de la racine, ou des feuilles et sommités (30 gr. p. 1 litre d'eau).

Balsamite [*baume des jardins, baume coq, menthe coq, coq des jardins*]. — Plante vivace, haute de 60 centimèt. à 1 mètre, qui doit son nom à l'odeur balsamique qu'elle exhale, surtout quand on la froisse dans les doigts.

Habitat, Cult. Spontanée dans le Midi. Demande une exposition chaude.

Parties us. Sommités fleuries.

Propr. médic. Toniques, antipasmodiques, vermifuges.

Us. int. Infusion (10 à 20 gr. p. 1 litre d'eau).

Bardane [*herbe aux teigneux*] (fig. 51). — Plante bisannuelle, haute de 1 mètre à 1ᵐ50; racine charnue, grosse comme le doigt, noire au dehors, blanche au dedans, de saveur douceâtre et nauséeuse, d'odeur désagréable, qui augmente par la dessiccation; feuilles vertes en dessus, blanchâtres et cotonneuses en dessous; fleurs purpurines; fruits surmontés de poils rudes.

Habitat. Croît sur le bord des chemins, dans les ruines, etc.

Parties us. La racine, les feuilles.

Réc. La racine, fraîche, en tout temps; pour la conserver, en automne: séchée à l'étuve, râclée et coupée en rouelles, et non lavée. Feuilles fraîches.

Propr. médic. : à l'intérieur, la racine est sudorifique et dépurative (maladies de peau, rhumatisme) ;

à l'extérieur, les feuilles sont détersives et résolutives.

Us. int. Décoction de la racine (40 à 50 gr. p. 1 litre d'eau).

Us. ext. Feuilles en cataplasmes, ou en décoction concentrée.

Bluet ou **Bleuet** [*barbeau, casse-lunette*]. — Plante annuelle, très commune dans les champs cultivés, dépourvue de toutes les propriétés qu'on lui a attribuées, même de sa prétendue efficacité contre les maux d'yeux.

Camomille romaine ou **noble** (fig. 52). — Plante vivace, touffue, à tiges velues, vert blanchâtre, hautes de 30 cent.; feuilles alternes, sessiles, très découpées; fleurs blanches à la périphérie, jaunes au centre, amères, d'odeur balsamique, agréable.

Habitat, Cult. Croît dans les terrains secs. Par la culture, les fleurs deviennent doubles, tout à fait blanches.

Parties us. Les fleurs (*têtes* ou *capitules*).

Réc. En juin-juillet. Dessiccation rapide au soleil ou à l'étuve, conservation en lieu sec et obscur. Les fleurs doubles, cultivées,

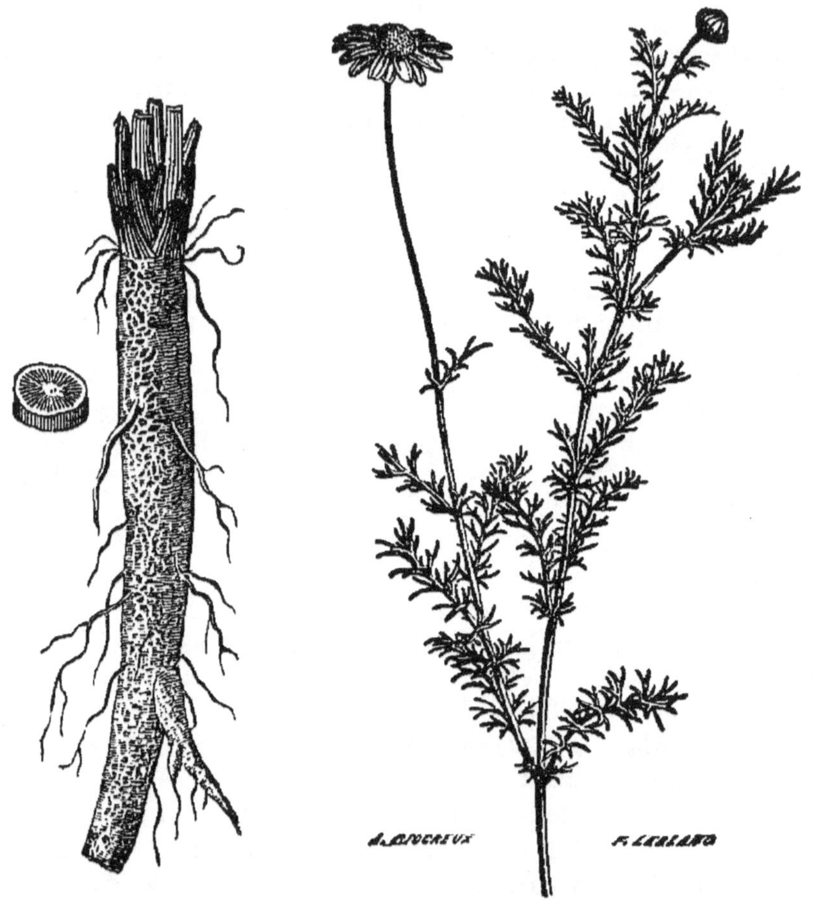

Fig. 51. Bardane.   Fig. 52. Camomille.

plus recherchées à cause de leur blancheur, sont moins actives que les fleurs simples, qui croissent spontanément.

Propr. médic. Toniques, stimulantes, stomachiques, carminatives, vermifuges, fébrifuges, emménagogues.

Us. int. Infusion (10 à 12 têtes p. 1 litre d'eau).

Us. ext. Infusion concentrée pour lavements, cataplasmes. Huile de camomille pour frictions et lotions.

Camomille puante [*maroute*]. — Plante très commune, différant surtout de la précédente par son odeur désagréable et ses fleurs extérieures stériles, et employée dans l'hystérie, les coliques, les crampes d'estomac.

Centaurée officinale [*grande Centaurée*]. — Plante des pâturages élevés des Alpes, qu'il ne faut pas confondre avec la *petite Centaurée* (fam. des *Gentianées*), et dont la racine, inusitée aujourd'hui, est cependant tonique, sudorifique et fébrifuge (décoction, 60 gr. p. 1 litre d'eau).

Chardon bénit. — Plante annuelle, très amère, à tige rougeâtre, haute de 30 à 60 centimèt., laineuse ; feuilles vert pâle ; fleurs jaunes.

Habitat. Croît spontanément dans le midi de la France.

Parties us. Feuilles et sommités fleuries.

Propr. médic. : à l'intérieur, amères, toniques, diurétiques, et surtout fébrifuges ;

à l'extérieur, détersives.

Us. int. Infusion des fleurs (20 à 50 gr. p. 1 litre d'eau). Macération dans le vin (30 à 50 gr. p. 1 litre).

Us. ext. Suc de feuilles fraîches sur les ulcères et plaies non enflammées.

Chardon-Marie. — Plante bisannuelle, amère, à feuilles grandes, épineuses, marquées en dessus de grandes taches blanches ; fleurs roses ou purpurines. La décoction de sa racine est employée vulgairement comme amère, et propre à résoudre les engorgements du foie et autres viscères.

Chardon aux ânes [*fausse acanthe*]. — Plante dont le suc était employé autrefois dans le pansement des cancers : actuellement inusitée.

Chardon étoilé [*chausse-trape*]. — Plante vivace, à racine longue, blanc brunâtre ; feuilles alternes, duvetées ; fleurs purpurines.

Habitat. Terrains secs.

Parties us. Racine, sommités fleuries, semences.

Réc. Au début de la floraison, pour les sommités.

Propr. médic. Les fleurs sont fébrifuges ; la racine, et surtout les semences, sont diurétiques.

Us. int. Infusion des fleurs (30 à 60 gr. p. 1 litre d'eau). Macération des semences dans le vin blanc (mêmes proportions).

Chicorée sauvage. — Plante bien connue, commune le long des chemins, dans les lieux vagues, incultes, etc.: sa racine et ses feuilles sont amères, laxatives, dépuratives (embarras gastrique, engorgement du foie, maladies de peau, etc.). Décoction de feuilles (15 à 30 gr. p. 1 litre d'eau). Décoction de racine (30 à 60 gr.). La racine et les feuilles font partie du Sirop de chicorée (sirop de rhubarbe composé), qui se donne aux enfants à la dose de 10 à 40 gr.

Eupatoire. — Plante haute de 1 mètre à 1 mètre 50, à tiges raides, rameuses, velues ; feuilles opposées, ovales-lancéolées ; fleurs d'un pourpre pâle.

Habitat. Commune dans tous les endroits humides.

Parties us. Racine et feuilles.

Réc. Racine, au printemps ; feuilles, au début de la floraison : plus actives à l'état frais.

Propr. médic. Purgatives, désobstruantes (engorgement du foie et de la rate, hydropisie, etc.).

Us. int. Décoction (30 à 60 gr. p. 1 litre d'eau), ou macération dans le vin (mêmes doses).

Laitue cultivée. — Plante potagère, dont les diverses variétés (romaine, laitue frisée, pommée, etc.) donnent des salades saines, rafraîchissantes, faciles à digérer. La décoction de ses feuilles et de sa tige (40 à 100 gr. p. 1 litre d'eau) passe pour calmante et légèrement narcotique, réputation très ancienne qui ne mérite qu'une confiance limitée.

Laitue gigantesque. — Plante originaire du Caucase, cultivée aux environs de Clermont-Ferrand pour l'extraction du *lactucarium*, suc laiteux, desséché au soleil, qui fait partie du sirop calmant d'Aubergier.

Laitue vireuse. — Plante qu'on trouve dans les lieux incultes, qui est plus sédative que les précédentes, et dont le suc se donne à la dose de 4 à 8 gr.

Matricaire. — Plante bisannuelle, d'odeur forte et désagréable, de saveur chaude et amère, haute de 60 centimèt. à 1 mètre ; feuilles alternes, pétiolées ; fleurs jaunes au centre, blanches à la circonférence.

Habitat, Cult. Se trouve et se cultive dans les endroits secs et ensoleillés.

Parties us. Sommités fleuries.

Propr. médic. Stimulantes, antihystériques, emménagogues (règles douloureuses).

Us. int. Infusion (8 à 15 gr. p. 1 litre d'eau).

Us. ext. Infusion ou décoction (15 à 30 gr. p. 1 litre d'eau) pour lavements.

Millefeuille [*herbe aux charpentiers* ou *aux coupures*]. — Plante vivace, très commune sur le bord des chemins, dans les champs, etc., haute de 30 à 80 centimèt., velue ; feuilles longues, étroites, très découpées ; fleurs blanches ou purpurines.

Parties us. Feuilles et sommités fleuries.

Réc. Pendant la floraison.

Propr. médic. Toniques, amères, astringentes, antihémorragiques, mais non vulnéraires (contrairement à l'opinion vulgaire).

Us. int. Infusion (20 à 50 gr. p. 1 litre d'eau).

Pissenlit [*dent de lion*]. — Plante vivace, très commune partout, à racine longue et charnue ; feuilles longues, découpées; fleurs jaunes.

Parties us. Racine, feuilles.

Réc. En tout temps. S'emploie à l'état frais de préférence.

Propr. médic. Légèrement toniques, diurétiques, dépuratives.

Us. int. Décoction (30 à 60 gr. p. 1 litre d'eau).

Pyrèthre [*racine salivaire*]. — Plante qui croît en Turquie et en Afrique, et dont la racine sèche nous est apportée de Tunis ou de Montpellier. Grosse comme le doigt, longue de 10 à 15 centimèt., grise au dehors, blanchâtre en dedans, de saveur âcre et brûlante, cette racine est un irritant énergique, qu'on emploie pour faire couler la salive en cas de maux de dents, de fluxion dentaire, d'engorgement des amygdales, etc. On la mâche par petits morceaux, ou on se sert de la décoction (60 gr. p. 500 gr. d'eau) en gargarisme.

Semen contra. — Nom sous lequel on désigne les sommités fleuries de plusieurs plantes exotiques du genre *Armoise*. Le semen contra d'Alep ou d'Alexandrie, le seul qu'on doive employer, verdâtre quand il est récent, rougeâtre ensuite, est amer, un peu âcre, d'odeur très forte et aromatique. C'est un très bon vermifuge, qu'on emploie soit en poudre (2 à 4 gr.), incorporée dans du miel, du sirop, ou des dragées ; soit en infusion (8 à 12 gr. p. 250 gr. d'eau).

Séneçon. — Plante annuelle, qu'on trouve dans tous les lieux cultivés et au pied des murailles ; à feuilles épaisses, molles ; à fleurs jaunes. L'herbe entière, cuite avec l'eau ou le lait, donne des cataplasmes adoucissants et émollients, qu'on applique sur les parties enflammées et douloureuses, surtout dans les campagnes, pour remplacer les autres émollients.

Souci des jardins. — Plante annuelle, haute de 30 à 50 centimèt., rameuse, velue; feuilles alternes, oblongues, sessiles, d'odeur désagréable, parsemées de points transparents; fleurs jaunes.

Habitat, Cult. Spontanée dans le Midi. Facile à cultiver dans les jardins.

Parties us. Feuilles et fleurs.

Réc. S'emploient à l'état frais, au printemps et à l'été.

Propr. médic. Les feuilles sont fondantes et détersives; les fleurs, emménagogues et antiscrofuleuses, passent à tort pour anticancéreuses.

Us. int. Infusion de fleurs (20 à 30 gr. p. 1 litre d'eau).

Us. ext. Feuilles fraîches en cataplasmes sur les engorgements, verrues, etc.

Tanaisie [*herbe aux vers*]. — Plante vivace, d'odeur forte, désagréable, un peu camphrée, de saveur très amère ; tiges nombreuses, hautes de 60 centimèt. à 1 mètre 50; feuilles alternes, vert jaunâtre ; fleurs jaunes.

Habitat, Cult. Spontanée dans les terrains humides. Se cultive en terre légère, sablonneuse, exposée à la chaleur.

Parties us. Feuilles, sommités, semences.

Réc. Sommités en août ; semences à l'automne.

Propr. médic. Stimulantes, antispasmodiques, fébrifuges, emménagogues, et surtout vermifuges.

Us. int. Infusion (15 à 30 gr. pour 1 litre d'eau). Macération dans le vin (32 gr. p. 1 litre).

Tussilage [*pas d'âne*]. — Plante vivace, haute de 10 à 15 centimèt.; feuilles alternes, pétiolées, cotonneuses en dessous; fleurs jaunes.

Habitat. Lieux humides.

Parties us. Sommités fleuries.

Propr. médic. Béchiques, pectorales, expectorantes.

Us. int. Infusion (30 gr. p. 1 litre d'eau).

Pied de chat. — Mêmes propriétés, même usage que le tussilage.

QUATRIÈME PARTIE

DICTIONNAIRE DES MALADIES ET DES REMÈDES

Abcès. — Amas de pus formé dans le tissu qui double la peau, consécutivement à un travail inflammatoire *(abcès chaud ou aigu)*, ou développé dans les glandes du cou, sous l'influence de la scrofule *(abcès froid ou chronique)*.

Trait. Cataplasmes de farine de lin ou de riz, de fécule de pomme de terre, d'amidon. En cas d'élancements, fomentations avec la décoction de feuilles de belladone, de capsules de pavot, de racine de guimauve. Si l'abcès tarde à mûrir, cataplasmes maturatifs (v. MATURATIFS). En cas d'abcès froid, ajouter aux topiques précédents le traitement interne de la scrofule (v. SCROFULE, page 151).

Absorbants. — Substances qui s'imbibent des liquides avec lesquelles elles sont en contact, et qui s'emploient, à l'extérieur, pour arrêter une hémorragie ou diminuer les sécrétions d'une plaie : amadou, amidon, lycoperdon, lycopode, son.

Adoucissants. — Substances propres à calmer l'irritation locale (de la peau, des bronches, du tube digestif, etc.), ou générale. Les adoucissants agissent en même temps comme émollients, ce qui fait réunir dans une seule classe les deux ordres de médicaments (v. ÉMOLLIENTS, page 134).

Amadou. — V. AGARIC DE CHÊNE, page 18.

Aménorrhée. — V. RÈGLES, page 150.

Amers. — Végétaux qui, grâce au principe amer qu'ils contiennent, augmentent l'appétit, accélèrent et facilitent la digestion, et, par suite, relèvent les forces, ce qui les fait ranger dans la classe des *toniques*.

Absinthe,	Columbo,	Patience,
Aloès,	Fumeterre,	Pissenlit,
Aunée,	Gentiane,	Quassia,
Camomille,	Germandrée,	Quinquina,
Centauree (petite),	Houblon,	Rhubarbe,
Chardon benit,	Lichen d'Islande,	Saule,
Chicorée,	Orange amère (écorce),	Trèfle d'eau.

Amidon. — V. Blé, page 25.

Amygdalite. — V. Angine, page 122.

Analeptiques. — Substances propres à rétablir les forces, des convalescents en particulier : crèmes et bouillies de farine d'avoine, de froment, de riz ; carragaheen, lichen d'Islande, salep.

Anasarque. — V. Hydropisie, page 142.

Anémie. — Maladie dans laquelle le sang est appauvri, sa partie aqueuse étant augmentée, tandis que ses globules, qui font sa richesse, sont moins nombreux qu'à l'état normal. La pâleur de la peau, des lèvres et des conjonctives, l'affaiblissement général, les essoufflements, les palpitations, en sont les principaux signes.

Trait. Amers et toniques (quinquina de préférence) ; analeptiques et viandes rouges ; emménagogues, en cas d'absence ou de retard des règles ; antispasmodiques, en cas de troubles nerveux ; ferrugineux ; hydrothérapie ; frictions stimulantes (essence de térébenthine ou d'alcool).

Angine. — Inflammation des parties situées au fond de la bouche, dans la gorge (ou gosier), caractérisée par la difficulté d'avaler. Tantôt la gorge est simplement rouge (*angine simple, mal de gorge*), ou les amygdales sont rouges et gonflées (*amygdalite, esquinancie*) ; tantôt la gorge et les amygdales sont tapissées par des couennes irrégulières, blanc jaunâtre (*angine couenneuse*) : celle-ci est aussi grave que les premières le sont peu.

Trait. Au début de l'*angine simple* et de l'*amygdalite*, vomitif ou purgatif ; puis, gargarismes astringents (feuilles de ronce, de troène, d'aigremoine, miel rosat, sirop de mûres), révulsifs (sinapismes aux jambes, bains de pieds à la farine de moutarde). Si la douleur est très violente, cataplasmes à la farine de lin autour du cou, gargarismes et fumigations adoucissants (lait d'amandes, mauve, guimauve, pavot). Dans l'*angine couenneuse*, vomitifs répétés (ipéca) et attouchements de la gorge avec le jus de citron ; ne pas tarder à faire appeler le médecin.

Anorexie. — V. Appétit, page 124.

Anthelmintiques. — V. Vermifuges, page 154.

Anthrax. — Tumeur inflammatoire, analogue au *furoncle* (v. ce mot), dont l'anthrax diffère en ce qu'il siège surtout à la nuque et dans le dos, en ce qu'il est beaucoup plus volumineux, en ce qu'il provoque l'apparition d'une fièvre intense et de symptômes généraux graves (agitation, délire, etc.).

Trait. Au début, le même que pour les abcès. Plus tard l'incision (faite par le chirurgien) est nécessaire.

Antilaiteux. — Substances que l'on emploie pour diminuer ou tarir la sécrétion du lait, au moment du sevrage ou en cas d'engorgement laiteux des seins. La menthe prise à l'intérieur ou appliquée comme topique, la pervenche, la canne de Provence, passent pour antilaiteuses : mais les diurétiques, les sudorifiques, et les purgatifs énergiques, sont les seuls agents qui puissent sérieusement suspendre ou ralentir la sécrétion lactée.

Antiscorbutiques. — Médicaments qu'on emploie non seulement contre le scorbut, mais aussi contre les accidents d'origine lymphatique ou scrofuleuse (gourme, dartres, abcès froids, maux d'yeux, etc.).

Alliaire,	Cresson,	Passerage,
Cardamine,	Moutarde,	Raifort,
Citron,	Oseille,	Trèfle d'eau.
Cochlearia,		

Antiseptiques. — Substances qui préviennent la putréfaction des liquides et la décomposition des tissus, au niveau des plaies et ulcères, ou à l'intérieur du corps.

Ail,	Citron,	Quinquina,
Camphre,	Goudron,	Tannin.
Charbon,		

Antispasmodiques. — Médicaments propres à combattre les *spasmes* ou contractions involontaires des muscles profondément situés (hoquet, suffocation, etc.) ; et, par extension, agents qui calment les désordres nerveux, tels qu'attaque de nerfs, vapeurs, crampes, coliques, hystérie, convulsions, etc.

Ballote,	Camphre,	Oranger,
Balsamite,	Melisse,	Tilleul,
Caille-lait,	Menthe,	Valériane.

Antiventeux. — V. Carminatifs, page 126.

Apéritifs. — Vulgairement, moyens propres à ouvrir l'appétit seulement ; médicalement, agents qui ont la propriété de rétablir la liberté des voies digestives, biliaires et urinaires. Les *amers*, les *diurétiques*, les *laxatifs* (v. ces mots), sont les meilleurs apéritifs.

Aphtes. — Petites vésicules transparentes et arrondies, qui se développent dans la bouche et la gorge, et qui sont remplacées, le deuxième ou le troisième jour, par de petites ulcérations blanchâtres.

Trait. Au début, boissons et gargarismes adoucissants (décoction de guimauve ou de laitue, coupée de lait). Si les douleurs sont vives, attouchements des ulcérations avec le mucilage de coing, et gargarismes avec la décoction de pavot. Dès que les douleurs ont disparu, remplacer les émollients et les narcotiques par les astringents (feuilles de ronces, sirop de mûres, miel rosat, jus de citron), et les boissons acidulées (limonade, sirop de groseilles, etc.).

Apoplexie [*coup de sang, hémorragie cérébrale*]. — Etat morbide produit par l'arrêt brusque des fonctions du cerveau, et dans lequel le malade tombe subitement privé de connaissance, de sensibilité et de mouvement . Une paralysie d'intensité et d'étendue variables en est la conséquence ordinaire.

Trait. Repos au lit dans un endroit frais ; sinapismes aux membres inférieurs ; lavement purgatif (infusion de séné) ; eau froide ou glace sur la tête ; sangsues derrière les oreilles, dans le cas seulement où la face est injectée et la respiration difficile.

Appétit. — Il est parfois augmenté *(boulimie)*, ce qui peut faire penser au ver solitaire, à un commencement de grossesse. Plus souvent, il est diminué *(anorexie, inappétence)* : alors on le réveillera par l'emploi simultané des laxatifs et des amers, à moins que l'inappétence ne dépende d'une maladie aiguë ou chronique, qu'il faut soigner d'abord.

Aromatiques. — Substances végétales de saveur chaude et piquante, d'odeur forte et le plus souvent agréable, et qui, pour la plupart, appartiennent aux familles des Labiées, des Ombellifères et des Synanthérées. On les emploie en médecine à titre de *stimulants* et d'*antispasmodiques* (v. ces mots).

Asphyxie. — Suspension de la respiration, et, par suite, de toutes les autres fonctions, par obstacle à la pénétration de l'air dans les poumons (submersion, strangulation, pendaison), ou par pénétration de gaz délétères (gaz d'éclairage, des fosses d'aisances, des égouts, vapeurs de charbon).

Trait. 1° *Noyés.* — Coucher le malade sur le côté droit, pour lui faire rendre l'eau avalée ; ôter avec un pinceau les mucosités du nez et de la bouche ; chatouiller les narines avec les barbes d'une plume ; frictions sèches sur tout le corps ; fers chauds aux pieds ; lavement salé ou vinaigré ; insuffler de l'air par la bouche, ou élever et abaisser alternativement les bras en comprimant légèrement la poitrine *(respiration artificielle) ;* quand la respiration est rétablie, vin chaud, eau de mélisse, boissons stimulantes.

2° *Pendus et étranglés.* — Même traitement, après avoir coupé la corde ; insister sur les frictions et la respiration artificielle ; sangsues ou saignée si la face est violacée.

3° *Asphyxie par les gaz délétères.* — Exposer le malade au grand air, la tête élevée ; frictions, respiration artificielle, lavement, comme précédemment ; de plus, aspersions d'eau froide sur la figure, et, si le malade a des nausées, lui faire prendre un vomitif dès qu'il a repris connaissance.

Asthme. — Grande difficulté de respirer, qui revient par accès de durée et d'intervalles variables, qui est de nature nerveuse, et qui laisse ordinairement la santé intacte entre les attaques.

Trait. Au moment des accès, garder le repos et le silence, fumer des cigarettes de belladone ou de stramoine, aspirer la fumée de papier nitré brûlé dans la chambre. Dans l'intervalle, sommités fleuries d'ambroisie, racine d'arum, feuilles de lobélie enflée, expectorants et antispasmodiques.

Astringents. — Substances qui resserrent les tissus avec lesquelles elles sont en contact. On les emploie à l'intérieur (poudres, tisanes), ou à l'extérieur (gargarismes, injections, lavements), pour arrêter une hémorragie ou une diarrhée, tarir un écoulement, diminuer le volume d'une partie gonflée par l'inflammation.

Aigremoine,	Consoude,	Quassia,
Aireile,	Fraisier,	Quinquina,
Arbousier,	Framboisier,	Ratanhia,
Aune,	Frêne,	Renouée,
Bistorte,	Grenadier,	Ronces,
Bourse à pasteur,	Joubarbe,	Roses rouges,
Cachou,	Laurier,	Saule,
Chêne,	Millefeuille,	Tormentille,
Citron,	Olivier,	Troène,
Coing,	Ortie,	Vigne.
Columbo,	Potentille,	

Atonie. — Défaut de ton, faiblesse générale ou localisée à un organe. L'atonie générale se traite par les toniques et les stimulants; l'atonie de l'estomac, par les amers, les carminatifs, les stomachiques; l'atonie de l'intestin, par les amers et les astringents.

Attaque de nerfs. — V. HYSTÉRIE, page 143.

Bain. — Immersion du corps ou d'une partie du corps dans un milieu liquide.

Bain alcalin (maladies de peau et rhumatisme chroniques). — Cristaux de soude, 250 gr., pour un bain ordinaire.

Bain d'amidon, bain de son. — V. BLÉ, page 25.

Bain aromatique (stimulant, atonie générale). — Bain simple dans lequel on verse une infusion de sauge, thym, absinthe, romarin, serpolet, menthe et lavande.

Bain émollient. — Bain simple, contenant une décoction de graine de lin, racine de guimauve, feuilles de mauve.

Bain salé (fortifiant). — Sel commun, 1,000 gr. p. 1 bain.

Bain de pieds sinapisé (excitant). — Farine de moutarde, 50 à 100 gr. dans l'eau du bain.

Bain sulfureux (douleurs rhumatismales). — Foie de soufre, 125 gr., dissous dans 500 gr. d'eau : versez dans une baignoire de bois.

Béchiques. — V. PECTORAUX, page 147.

Bouillon aux herbes. — Boisson laxative, qu'on prend pour faciliter l'action des purgatifs, et qui se prépare en faisant bouillir dans l'eau, à un feu doux, de l'oseille, de la laitue, de la poirée et du cerfeuil, et ajoutant très peu de sel et de beurre.

Bronchite. — Inflammation des bronches, causée par le

froid, tantôt légère *(rhume de poitrine)*, tantôt intense, caractérisée par une toux sèche d'abord, puis grasse, de la chaleur dans la poitrine, une oppression plus ou moins forte.

Trait. Révulsifs (sinapismes, huile de croton), sur la poitrine. Tisanes pectorales; expectorants si les crachats sont rares et rendus difficilement; anticatarrhaux dans le cas contraire (v. CATARRHE, EXPECTORANTS, PECTORAUX.)

Brûlures. — Leur gravité varie suivant qu'il y a simple rougeur de la peau, formation d'ampoules, ou mortification profonde des chairs.

Trait. En tout cas, pour éviter ou calmer la douleur, il faut couper les vêtements ou au moins les enlever doucement; se borner à piquer les ampoules avec une aiguille, au lieu de déchirer l'épiderme; couvrir les parties brûlées de poudre d'amidon, de pulpe de pomme de terre, de cérat, d'huile d'amandes douces, et les envelopper de ouate : l'encre et le vinaigre peuvent être utilement employés, à défaut d'autres topiques.

Calmants ou **Sédatifs.** — Terme général, appliqué à toutes les substances propres à combattre l'irritation, l'agitation nerveuse, la douleur, l'insomnie : ce sont les *émollients,* les *antispasmodiques,* les *narcotiques* (v. ces mots).

Camphre. — V. CAMPHRIER DU JAPON, page 41.

Cancer. — Tumeur qui se développe à l'extérieur (nez, lèvres, sein) ou à l'intérieur du corps (estomac, foie, utérus), et qui a pour caractères constants de s'étendre aux parties voisines, de s'ulcérer, et d'affaiblir considérablement l'organisme.

Aucune substance végétale ne peut faire rétrograder ni même arrêter le cancer dans sa marche; on ne peut que calmer les douleurs qu'il cause à l'aide des narcotiques et des sédatifs.

Carminatifs [*antiventeux*]. — Substances qui facilitent l'expulsion des gaz ou vents contenus dans le tube digestif.

Ammi,	Carvi,	Mélisse,
Aneth,	Coriandre,	Menthe,
Angelique,	Cumin,	Origan,
Anis vert,	Fenouil,	Persil,
Badiane,	Impératoire,	Sauge.
Calament,		

Casse. — V. CANÉFICIER, page 77.

Cataplasmes. — Topiques de la consistance d'une bouillie épaisse, que l'on compose de pulpes végétales, de poudres ou de farines, délayées dans de l'eau, dans des décoctions de plantes, ou dans du lait.

Cataplasmes adoucissants et émollients. — On les prépare à chaud, et on les applique tièdes. Le *cataplasme de farine de lin* se fait avec 120 gr. de farine, qu'on délaye en bouillie très claire dans 200 gr. d'eau froide, et qu'on fait chauffer en remuant continuellement jusqu'à consistance convenable : de même pour les *cataplasmes de farine d'orge* et *de seigle*. Le *cataplasme de fécule de pommes de terre* se prépare avec 60 gr. de fécule délayée dans 50 à 100 gr. d'eau froide, et versée dans 500 gr. d'eau chauffée progressivement jusqu'à ébullition, en remuant continuellement ; on ne laisse jeter qu'un ou deux bouillons : de même pour les *cataplasmes d'amidon, de farine de riz, de mie de pain.*

Cataplasme astringent. — Cataplasme de farine de lin appliqué froid et arrosé d'eau blanche.

Cataplasme de farine de moutarde. — V. Moutarde noire, page 52.

Cataplasmes maturatifs. — Cataplasmes faits avec le bulbe d'ail, de lis, d'oignon, et appliqués sur les abcès pour hâter la suppuration.

Cataplasmes résolutifs. — Cataplasmes faits avec la pulpe de carotte ou de pomme de terre, et destinés à résoudre un engorgement ou prévenir une inflammation.

Catarrhe. — Maladie aiguë ou chronique dans laquelle la quantité des liquides sécrétés par les membranes muqueuses est considérablement augmentée. On connaît surtout le *catarrhe des bronches* ou *pulmonaire,* caractérisé par l'évacuation d'un liquide filant comme du blanc d'œuf, avec ou sans mélange de crachats jaunes et épais ; et le *catarrhe de la vessie*, dans lequel l'urine est chargée d'un nuage ou d'un dépôt épais et blanc jaunâtre. Dans les deux cas, les bourgeons de sapin, le goudron et la térébenthine sont les meilleurs anticatarrhaux (V. Pins, page 35).

Cathartiques. — V. Purgatifs, page 149.

Cautère. — Petit ulcère artificiel qu'on ouvrait, particulièrement au bras, pour dériver le sang de la tête, des yeux, etc. On entretenait la suppuration au moyen des *pois à cautère,* préparés avec l'iris de Florence ou les orangettes, et renouvelés chaque jour. L'emploi des cautères est à peu près abandonné.

Cérat. — Médicament pour l'usage externe, adoucissant, qu'on emploie en cas d'irritation de la peau, de brûlure, de plaie, etc. Il est composé d'huile d'amandes douces, 300 gr., et cire blanche, 100 gr., qu'on expose à une douce chaleur au bain-marie jusqu'à ce que la cire soit complètement fondue, et qu'on laisse ensuite se figer.

Charbon végétal. — Produit de la combustion du bois de peuplier ou de saule, qui, après avoir été lavé, séché, calciné, et réduit en poudre fine, est employé à l'intérieur contre les gaz de l'estomac (1 cuillerée à bouche après chaque repas); à l'extérieur, comme désinfectant des plaies qui suppurent, et comme dentifrice.

Chlorose [*chloro-anémie, pâles couleurs*]. — Maladie qui a les mêmes signes et réclame le même traitement que l'anémie, dont elle diffère seulement en ce qu'elle est spéciale aux jeunes filles arrivées à l'âge de la puberté (v. ANÉMIE, page 122).

Choléra. — Maladie aiguë, douloureuse et grave, qui revêt deux formes distinctes :

1º *Choléra sporadique, choléra nostras :* fréquent surtout pendant les chaleurs de l'été, sous l'influence de l'abus des vins doux, des fruits acides, des boissons glacées ; caractérisé par des vomissements répétés, verts d'abord, puis bruns et noirâtres, des selles fréquentes et de même nature, avec refroidissement et défaillances ; comme *traitement*, fomentations émollientes et narcotiques sur le ventre, frictions sèches, alcooliques ou térébenthinées, sur les membres, briques chaudes aux pieds, boissons aromatiques (thé au rhum, mélisse, menthe, etc.), lavements avec décoction de pavot et amidon.

2º *Choléra asiatique, épidémique, choléra morbus :* selles aqueuses, blanchâtres, formées d'un liquide incolore dans lequel nagent des grumeaux qui le font ressembler à l'eau de riz, vomissements, oppression extrême, crampes violentes, face livide et bleuâtre, refroidissement du corps ; même *traitement* que précédemment, en attendant le médecin.

Cholérine. — Forme légère du choléra sporadique, caractérisée par des selles fréquentes, liquides, aqueuses, une fièvre et une soif modérées : des boissons adoucissantes, des lavements émollients, le repos au lit et la diète, forment tout le traitement.

Chorée. — V. DANSE DE SAINT-GUY, page 143.

Chutes. — V. CONTUSION, page 129.

Clou. — V. FURONCLE, page 139.

Cold-cream. — Médicament pour l'usage externe, qu'on prépare en fondant 30 gr. de blanc de baleine et 30 gr. de cire blanche dans 215 gr. d'huile d'amandes douces, coulant dans un mortier chauffé et triturant jusqu'à refroidissement ; ajoutant 30 centigr. d'essence de roses, et incorporant peu à peu 60 gr. d'eau de roses et 15 gr. de teinture de benjoin. Mêmes usages que le cérat.

Colique. — Douleur plus ou moins vive, siégeant dans le ventre, ayant son point de départ dans l'intestin, et annonçant, suivant son intensité et ses caractères, une simple indigestion, une constipation prolongée, une inflammation d'intestin, un empoisonnement, la dysenterie, la péritonite, etc. Elle est parfois produite par une accumulation de gaz (*colique venteuse*), ou par des troubles nerveux (*colique nerveuse*). On nomme *tranchées* les coliques très violentes.

Trait. Cataplasmes émollients et fumigations adoucissantes sur le ventre, lavements rafraîchissants ou narcotiques ; à l'intérieur, lait d'amandes, tisanes d'angélique, de camomille, de tilleul ; carminatifs, en cas de colique venteuse ; antispasmodiques contre la colique nerveuse; purgatif, en cas d'indigestion, de constipation, d'empoisonnement.

Colique d'estomac. — V. CRAMPES D'ESTOMAC, page 130.

Colique hépatique, **Colique néphrétique**. — Douleurs causées par les calculs du foie ou des reins. Dans le premier cas, purgatifs doux et répétés; dans le second, diurétiques. De plus, cataplasmes adoucissants et frictions avec l'huile de camomille camphrée, l'huile d'amandes douces, l'essence de térébenthine, au niveau de la douleur.

Collyres. — Médicaments topiques, qu'on applique sur l'œil malade, en lotions, bains ou instillations, et qu'on prépare avec des infusions ou décoctions de plantes: le bluet, l'euphraise, le mélilot, le plantain, la rose de Provins, sont les végétaux les plus employés pour cet usage.

Congestion cérébrale — Afflux du sang au cerveau, produit par l'insolation, l'alcoolisme, un refroidissement brusque, une vive émotion, et déterminant des symptômes semblables à ceux de l'apoplexie, mais moins prononcés et moins durables : même traitement dans les deux cas (v. APOPLEXIE, page 123).

Constipation. — Difficulté d'aller à la selle, produite par un régime échauffant ou la négligence à se présenter à la garde-robe, et pouvant amener des coliques, des maux de tête, et divers malaises.

Trait. Si la constipation est accidentelle, lavements émollients d'abord (au miel, à l'huile d'olives ou d'amandes douces), puis laxatifs légers et purgatifs. Si le teint est jaunâtre, bilieux, rhubarbe, aloès, jalap, scammonée. Si la constipation est rebelle, graines de moutarde blanche, lavements d'eau froide avec miel de mercuriale, boissons rafraîchissantes.

Contusion. — Lésion produite par le choc d'un corps rond, obtus, qui meurtrit les parties sans les piquer ni les couper: il en résulte un épanchement de sang limité, qui se traduit par un gonflement ou *bosse*, et une coloration jaune, bleuâtre ou brune, qu'on nomme *ecchymose*.

Trait. Le repos et les topiques résolutifs (eau froide souvent renouvelée, eau blanche, eau vinaigrée ou salée, eau-de-vie camphrée), suffisent ordinairement. Si les douleurs sont vives, cataplasmes adoucissants. L'usage interne et externe des plantes dites *vulnéraires* n'est indiqué que s'il y a un degré prononcé d'insensibilité et d'engourdissement.

Convalescence. — Période de transition entre la maladie et le retour parfait de la santé et des forces. Elle nécessite l'usage des analeptiques, des amers et des toniques.

Convulsions. — Contractions involontaires et instantanées des muscles, produisant des mouvements irréguliers du tronc et des membres, avec secousses plus ou moins violentes et brusques.

On les trouve dans la danse de Saint-Guy, l'épilepsie, l'hystérie. Mais elles sont surtout fréquentes chez l'enfant, où elles apparaissent sous l'influence d'une frayeur, d'une colère, d'une chute sur la tête, de vers intestinaux, d'une dentition difficile.

Trait. Déshabiller l'enfant; le coucher, la tête élevée, dans une pièce bien aérée, loin du bruit et de la lumière; frictions sur tout le corps avec un linge rude et sec, ou imbibé d'eau-de-vie camphrée; cataplasmes à la farine de moutarde ou sinapismes Rigollot aux jambes et aux cuisses; lavement salé, miellé ou huileux; compresses d'eau froide sur la tête.

Coqueluche. — Maladie caractérisée par une toux violente, revenant par quintes, surtout pendant la nuit, et consistant en plusieurs secousses brèves, suivies d'une inspiration lente et sonore ou *reprise.*

Trait. Il est très incertain. Essayer des vomitifs légers et répétés; des tisanes de drosera, d'ambroisie, de coquelicot, de serpolet; des inhalations dans les usines à gaz; du changement d'air.

Cor. — Induration circonscrite de l'épiderme du pied, occasionnée par des chaussures trop étroites, douloureuse surtout dans les temps humides.

Trait. Application de feuilles fraîches d'anémone des bois, de lierre grimpant, de pulpe de joubarbe. Prévenir la compression qui cause les douleurs en coupant souvent la partie superficielle de la tumeur, et en portant un anneau de caoutchouc présentant une ouverture au niveau du cor.

Coup de sang. — V. Apopléxie, page 123.

Coupure. — V. Plaies, page 148.

Coryza [*rhume de cerveau*]. — Eviter le froid et l'humidité. Bains de pieds très chauds. Aspirations de poudre de camphre, et de poudres sternutatoires. Inhalations de vapeurs tièdes (eau de guimauve, de sureau, etc.) par le nez. Corps gras bien frais (cérat, cold-cream) autour des narines.

Courbature. — Indisposition caractérisée par une extrême lassitude et une sensation de brisement des membres. Le repos, les sudorifiques, les bains de vapeur, la dissipent, à moins qu'elle n'annonce le début d'une affection plus ou moins grave.

Crachement de sang. — V. Hémorragie, page 142.

Crampes. — Contractions involontaires et douloureuses de certains muscles, particulièrement du mollet, qui surviennent surtout la nuit. Elles cessent dès qu'on appuie fortement le pied sur le sol, ou qu'on fait des frictions avec l'alcool camphré.

Crampes d'estomac [*gastralgie*]. — Douleurs vives, lancinantes, avec sensation de pincement, de crampe, de brûlure, qui se font sentir au creux de l'estomac, et reviennent par accès, avant comme après le repas. On les calme par une infusion très chaude d'anis, de camomille, de fenouil, d'hysope, de feuille d'oranger, de tilleul, ou par la liqueur de menthe ou l'eau de mélisse dans l'eau.

Crevasses. — V. GERÇURES, page 140.

Croup. — Maladie du larynx, ordinairement consécutive à l'angine couenneuse, caractérisée comme celle-ci par la formation de fausses membranes ou couennes, et réclamant le même traitement (v. ANGINE COUENNEUSE, page 122).

Croûtes de lait. — V. GOURMES, page 141.

Danse de Saint Guy [*chorée*]. — Maladie caractérisée par des mouvements continuels, irréguliers et involontaires, de la face d'abord, puis des membres supérieurs, enfin des jambes et de tout le corps : il en résulte des grimaces, une maladresse des doigts, de la difficulté de la marche, de l'embarras de la parole.

Trait. Antispasmodiques et toniques, gymnastique et hydrothérapie.

Dartre. — Plaque rouge, couverte de petites écailles qui se détachent sous forme de son ou de farine ; causant des démangeaisons très vives ; limitée d'abord à la figure, au cou, aux jambes, mais envahissant bientôt d'autres parties du corps, en respectant ordinairement le tronc ; ayant une durée très longue et récidivant souvent.

Trait. v. DÉMANGEAISONS, page 131, et PEAU, page 147.

Décoction. — Opération qui consiste à faire bouillir une plante dans l'eau pour en obtenir un liquide médicinal. Elle doit de préférence être faite à petit feu. Il est bon que le vase où se fait la décoction soit muni d'un couvercle, sur lequel les vapeurs se condensent pour retomber dans le vase. Malgré cela, une partie des principes volatils ou aromatiques étant perdue, la décoction donne souvent des produits inférieurs à ceux de l'infusion, et doit être réservée aux cas où les substances qu'on traite par l'eau ne cèdent leurs principes actifs que par l'action prolongée de la chaleur (bois, écorces, racines, fécules). Presque toutes les fleurs, la plupart des fruits (sauf les coings, les dattes, les figues, les raisins secs) et des feuilles (sauf celles de chicorée, de laitue, d'oseille), se traitent de préférence par infusion.

Défaillance. — V. PERTE DE CONNAISSANCE, page 148.

Démangeaisons. — Saupoudrer les surfaces qui en sont le siège avec la poudre d'amidon, de lycopode, la farine de riz, la fécule de pommes de terre, le camphre pulvérisé. Cataplasmes de farine de riz. Bains de son ou d'amidon. Lotions avec la décoction de racine d'aunée ou l'eau-de-vie camphrée étendue d'eau. A l'intérieur, tisane de bardane, de houblon, de pensée sauvage, de saponaire.

Dentifrices. — Préparations dont on fait usage pour nettoyer les dents. Les *pâtes dentifrices* sont mauvaises parce qu'elles contiennent du miel, qui, comme toutes les substances sucrées, dispose à la carie. Les *élixirs*, *eaux* et *teintures aentifrices* sont agréables et utiles, à condition que leur goût ne soit ni acide, ni astringent. Mais les meilleurs dentifrices sont les *poudres*, surtout la suivante : charbon végétal, 200 gr. ; quinquina gris, 100 gr. ; essence de menthe, 1 gr. ; une petite quantité de cette poudre sur la brosse nettoie les dents et rend à l'haleine sa pureté.

Dents [*Maux de*]. — Chez les enfants dont la dentition est difficile, faire mâcher un bâton de guimauve (et non un hochet dur) ; lotions sur les gencives avec le sirop de safran, la décoction concentrée de racine de guimauve, la décoction légère de pavot.

Chez les adultes, masticatoires (racine de pyrèthre surtout) ; cresson, cochléaria, raifort, si les gencives sont gonflées et saignantes ; antispasmodiques si les douleurs sont névralgiques ; gargarismes et cataplasmes adoucissants ; boulette de coton imbibée d'une ou deux gouttes de laudanum dans l'oreille.

Dépuratifs. — Substances qui enlèvent aux humeurs les principes qui en altèrent la pureté. Les diurétiques, les purgatifs, les sudorifiques, sont les meilleurs dépuratifs. De plus, on range dans cette classe d'agents les plantes suivantes :

Bardane,	Houblon,	Salsepareille,
Chicorée,	Patience,	Saponaire,
Douce-amère,	Pensée sauvage,	Trèfle d'eau.
Fumeterre,	Pissenlit,	

Dérivatifs ou **Révulsifs.** — Moyens employés pour détourner artificiellement le cours du sang ou d'une humeur, et l'attirer soit à l'extérieur, soit sur un organe voisin ou éloigné de celui où le liquide tend à se fixer et où il pourrait causer des accidents. La saignée, les cautères, les sinapismes, les vésicatoires, les purgatifs, sont des dérivatifs.

Détersifs. — Topiques propres à nettoyer les plaies et les ulcères des matières qui les recouvrent, à aviver leur surface, à y déterminer une stimulation favorable à la cicatrisation : bardane, chardon bénit, joubarbe, passerage, persicaire, rue, souci.

Dévoiement ou **Diarrhée.** — Excès d'abondance et de liquidité des selles, résultant d'une indigestion, d'une inflammation d'intestin, d'un empoisonnement, d'un refroidissement brusque, ou annonçant le début d'une fièvre typhoïde, d'une dysenterie, etc.

Trait. Eau de riz ou eau albumineuse, sucrée avec le sirop de coing ou de grande consoude, pour boisson. Lavements d'amidon, d'écorce de chêne, de feuilles de noyer, de graine de lin, de pavot, de roses rouges, de ratanhia, de feuilles de vigne. Tisanes d'aunée dysentérique, de benoite, de bistorte, d'écorce de grenadier, de fraisier. Au début, un purgatif est parfois utile (indigestion, inflammation d'intestin). Diète, lait ou viande crue.

Digestion (Troubles de la). — V. Coliques, page 128, Crampes d'estomac, page 130, Diarrhée, page 132, Dyspepsie, page 133, Indigestion, page 143, Vents, page 154.

Diurétiques. — Substances qui ont la propriété de rendre l'urine plus abondante et plus claire : utiles dans la catarrhe de la vessie, la gravelle, la goutte, le rhumatisme, l'hydropisie.

Ache,	Canne de Provence,	Houx (petit),
Ail,	Carotte.	Maïs (stigmates),
Alkékenge,	Cerises (queues de),	Orge,
Alliaire,	Chardon benit,	Oseille,
Arbousier,	Chausse-trape,	Pariétaire,
Arrête-bœuf,	Chiendent,	Passerage,
Arum,	Citron,	Peuplier noir,
Asperge,	Digitale,	Pissenlit,
Aspérule,	Fraisier,	Poireau,
Aunée,	Genêt,	Reine des Prés,
Avoine,	Genevrier,	Sapin (bourgeons),
Bardane,	Goudron,	Saxifrage,
Bourrache,	Herniaire,	Térebenthine.
Bryone,	Houblon,	

Douleurs. — V. Névralgie, page 146, et Rhumatisme, page 150.

Drastiques. — V. Purgatifs, page 149.

Dysenterie. — Inflammation spéciale de l'intestin, caractérisée par des selles fréquentes, d'abord glaireuses, semblables à du frai de grenouille, puis tout à fait liquides, mélangées de sang et de lambeaux de membrane intestinale, avec coliques vives, besoin incessant d'aller à la garde-robe, cuisson et brûlure à l'anus.

Trait. Au début, vomi-purgatif, surtout ipéca à haute dose (4 à 6 gr. de racine dans 150 gr. d'eau). Ensuite, traitement des coliques et de la diarrhée (v. ces mots). Lait, viande crue, quinquina, analeptiques. Les conseils du médecin sont toujours nécessaires.

Dysménorrhée. — V. Règles, page 150.

Dyspepsie. — Difficulté de la digestion, caractérisée par un sentiment de gêne, de lourdeur, de pesanteur, de douleur même, au creux de l'estomac, au moment où les aliments y arrivent ; par un malaise général, un accablement, un besoin de sommeil, des maux de tête, des bâillements, pendant la durée de la digestion, qui est plus longue qu'à l'ordinaire ; par la diminution de l'appétit, l'augmentation de la soif, des alternatives de diarrhée et de constipation ; par des renvois acides *(aigreurs d'estomac)*, ou un ballonnement du ventre dû à une abondante production de gaz.

Trait. Grande régularité dans les heures, la composition, les intervalles des repas. Boire le moins possible. Macérations amères et froides un peu avant le repas (columbo, gentiane, houblon, quassia, quinquina), ou dans le vin, aux repas. Après les repas, sirop de malt, stomachiques. Carminatifs, si les gaz sont abondants. Aloes, graine de lin, rhubarbe, en cas de constipation (v. Amers, Carminatifs, Stomachiques).

Eau albumineuse (diarrhée, dysenterie, empoisonnement par le sublimé corrosif). — Battez 4 blancs d'œufs dans 1 litre d'eau ; ajoutez : sucre, et eau de fleur d'oranger (2 cuillerées à café).

Eau blanche (topique résolutif). — Extrait de Saturne, 20 gr. ; eau commune, 900 gr. ; alcoolat vulnéraire, 30 gr. : mêlez.

Eau de Botot (dentifrice). — Anis, 35 gr. ; cannelle, girofle, 4 gr. de chaque ; essence de menthe, 2 gr. : faites macérer pendant 7 à 8 jours dans 1 litre d'eau-de-vie, et ajoutez 40 centigr. de teinture d'ambre.

Eau camphrée, Eau-de-vie camphrée. — V. Camphrier, page 41.

Eau ferrée. — Boisson tonique, obtenue en plongeant dans l'eau à plusieurs reprises un morceau de fer rougi au feu, ou en laissant séjourner dans l'eau des clous rouillés.

Eau de goudron. — V. Pins, page 35.

Eau sédative (antiseptique, résolutive). — Alcali volatil, 60 gr. ; sel ordinaire, 60 gr. ; alcool camphré, 10 gr. ; eau commune, 1 litre.

Ecrouelles. — V. Scrofule, page 151.

Eczéma. — Maladie de peau dont les manifestations varient un peu, mais dont les caractères les plus constants sont des cuissons et des démangeaisons insupportables ; des rougeurs par plaques et plus fréquemment par petits points disséminés ou très rapprochés les uns des autres ; l'aspect fendillé et farineux de la peau, qui s'écaille et se couvre de squames ayant l'apparence du son. *Trait.* voy. Démangeaisons, page 131, et Peau, page 147.

Edulcorer. — Ajouter une certaine quantité de sucre, miel, ou sirop, à une tisane insipide ou de saveur désagréable.

Emétiques. Eméto-cathartiques. — Synon. de *vomitifs, vomi-purgatifs.*

Emménagogues. — Substances qui provoquent les règles.

Absinthe,	Matricaire,	Rue,
Aristoloche,	Menthe,	Sabine,
Armoise,	Romarin,	Safran,
Camomille,	Roseau aromatique,	Sauge.
Marrube blanc,		

Emollients. — Substances qui relâchent, détendent et ramollissent les parties irritées et enflammées : par suite de cette propriété, les émollients sont en même temps adoucissants, et les deux ordres d'agents ne forment qu'une classe, composée des plantes suivantes :

Acanthe,	Froment,	Mélilot,
Amandes,	Gomme,	Olives (huile),
Amidon,	Gruau,	Orge,
Avoine,	Guimauve,	Pied-de-chat,
Bouillon blanc,	Jujubes,	Pomme de terre,
Bourrache,	Laitue,	Réglisse,
Buglosse,	Lichen,	Riz,
Carotte,	Lin,	Séneçon,
Coings (mucilage),	Maïs,	Son.
Figues,	Mauve,	

Empoisonnements. — Si, après l'ingestion d'aliments ou de boissons, une personne jusque-là bien portante est prise de coliques violentes et de douleurs d'estomac, de nausées et de vomissements, puis de troubles de la respiration, de la circulation et du système nerveux, il y a lieu de soupçonner un empoisonnement et d'agir comme si on en avait la certitude.

Trait. En premier lieu, on cherche à provoquer l'expulsion de la plus grande partie possible du poison : si les vomissements ont lieu naturellement, on les facilite en faisant boire de l'eau tiède ; dans le cas contraire, on les provoque en administrant un vomitif énergique, en chatouillant la gorge avec les barbes d'une plume, et en donnant de l'eau tiède ; si l'empoisonnement remonte à plus d'une heure, il vaut mieux administrer un lavement purgatif ; en même temps on fait prendre les diurétiques et des sudorifiques pour chasser le poison par les urines et les sueurs.

En second lieu, on neutralise le poison resté dans le corps à l'aide d'un antidote ou contre-poison, dont la nature varie avec la substance toxique.

Acides (vitriol, esprit de sel, eau forte). — Magnésie délayée dans l'eau ; ou eau de savon (savon blanc, 15 gr., eau tiède, 2 litres).

Acide prussique. — Inhalations de chlore ou d'ammoniaque.

Alcalis (ammoniaque, potasse, soude). — Eau vinaigrée (3 cuillerées à soupe de vinaigre p. 1 litre d'eau) ; limonade.

Arsenic. — Magnésie délayée dans l'eau.

Champignons. — Ether ; eau vinaigrée.

Chlore, Eau de Javel. — Eau albumineuse.

Opium (laudanum, morphine), *Belladone, Ciguë, Digitale, Strychnine, Tabac*. — Café noir très fort, décoction concentrée de quinquina.

Nitrate d'argent (pierre infernale). — Eau salée (10 gr. p. 1 litre d'eau).

Phosphore, Allumettes chimiques. — Essence de térébenthine.

Plomb (céruse, etc.). — Sel de Sedlitz.

Sel d'oseille. — Magnésie ; eau de savon.

Sublimé corrosif, Vert-de-gris. — Eau albumineuse.

Engelures. — Gonflement inflammatoire, rouge violacé,

cuisant, produit par le froid, siégeant surtout aux mains et aux pieds.

Trait. Pour prévenir les engelures, frictions avec l'eau-de-vie, l'alcool camphré, ou la décoction d'écorce de chêne employée froide, sur les parties qui en sont ordinairement le siège : éviter de laver celles-ci avec l'eau tiède et de les approcher du feu. Quand les engelures existent, lotions avec l'eau blanche, le vin aromatique, l'esprit de sel étendu d'eau. Si elles sont ulcérées, les couvrir de cérat ou de cataplasmes arrosés d'eau blanche, les toucher avec la pierre infernale.

Engorgement. — Augmentation de volume et de consistance d'une partie du corps, se produisant sans inflammation apparente, et résultant soit de ce que des conduits sont obstrués (engorgement des seins, du foie, de l'intestin, des reins), soit de ce qu'une matière molle s'est accumulée entre les particules naturelles (rate, glandes du cou).

Trait. Quand l'engorgement est extérieur, on y applique les topiques fondants et résolutifs (farine d'orge, oseille, carotte, varech, etc.). Quand il est profond, on le traite par les purgatifs en cas d'engorgement du foie ou de l'intestin ; par les diurétiques, quand les reins sont engorgés, etc. L'engorgement des glandes du cou réclame un traitement antiscrofuleux (v. SCROFULE, page 151).

Enrouement. — V LARYNGITE, page 144.

Entérite. — Inflammation aiguë ou chronique de l'intestin.
Trait. L'entérite aiguë, caractérisée par les coliques et la diarrhée, se traite comme ces deux symptômes (v. COLIQUES et DIARRHÉE, pages 128 et 132). L'entérite chronique, provoquant en outre un grand affaiblissement, exige, de plus, l'emploi des amers et des toniques.

Entorse. — Tiraillement violent des chairs et des ligaments qui environnent une jambe, fréquent surtout au cou-de pied, résultant souvent d'un faux pas, s'accompagnant de douleurs vives, d'un gonflement brunâtre, bleuâtre ou jaune, et d'une grande gêne dans les mouvements.
Trait. Plonger immédiatement le pied dans l'eau froide, qu'on rafraîchit avec quelques morceaux de glace et qu'on renouvelle à mesure qu'elle s'échauffe, rester 2 à 3 heures de suite dans ce bain qu'on renouvelle matin et soir ; dans l'intervalle, repos absolu du pied, qu'on couvre de cataplasmes froids faits avec la pulpe de carotte ou de pomme de terre, ou de compresses imbibées d'arnica, d'eau salée ou vinaigrée, d'eau blanche, d'eau-de-vie camphrée. N'employer le massage que s'il n'y a ni déchirure des ligaments, ni fracture des os.

Épilepsie [*haut-mal*]. — Maladie nerveuse, chronique, revenant par accès, pendant lesquels le malade tombe sans connaissance, comme foudroyé, en poussant un cri unique et strident, puis se roule dans d'horribles convulsions, l'écume à la bouche, le pouce fléchi dans le poing fermé, et finit par s'endormir lourdement.

Trait. Au moment de l'accès, placer le malade sur un matelas, la tête haute, desserrer ses vêtements, lui asperger la figure avec de l'eau froide ; il est inutile de lui faire respirer de l'éther, et dangereux de le faire boire. Dans l'intervalle des accès, emploi prolongé des antispasmodiques.

Epistaxis. — V. Hémorragie, page 142.

Eruption. — Terme vague qui s'applique à toutes les maladies de la peau et aux fièvres éruptives (v. Fièvre et Peau, pages 138 et 147).

Erysipèle. — Maladie aiguë, contagieuse et épidémique, caractérisée par un malaise général, avec fièvre, frisson, mal de tête, nausées, vomissements, et par une inflammation de la peau, qui devient rouge, luisante, chaude, douloureuse et gonflée, soit autour d'une plaie, soit au visage (*ér. de la face*), après un rhume de cerveau ou un mal de gorge, ou sans cause apparente.

Trait. Au début, purgatif, ou mieux vomitif. Saupoudrer les parties rouges avec la poudre d'amidon, de riz, la fécule de pomme de terre, ou la couvrir de compresses imbibées de décoction de racine de guimauve, de fleurs de sureau. Repos au lit dans une chambre bien aérée. Diète, limonade ou sirop de groseilles.

Etourdissements ou **Vertiges**. — Etat nerveux dans lequel il semble au malade que tous les objets tournent autour de lui et qu'il tourne lui-même.

Trait. Il dépend de la cause des étourdissements. Si ceux-ci résultent d'un trouble de la digestion, stomachiques. S'ils peuvent faire craindre la congestion ou l'apoplexie cérébrales, purgatifs drastiques. S'ils sont produits par un commencement d'asphyxie, traiter celle-ci comme d'habitude. S'ils paraissent purement nerveux, antispasmodiques.

Evanouissement. — V. Perte de connaissance, page 148.

Excitants. — V. Stimulants, page 152.

Expectorants. — Substances qui favorisent l'expulsion des matières contenues dans les bronches.

Alliaire,	Hysope,	Polygala,
Ambroisie,	Lichen,	Sapin (bourgeons),
Arum,	Lierre terrestre,	Tussilage,
Aunée,	Marrube blanc,	Vélar,
Capillaire,	Poireau,	Véronique.
Chou rouge,		

Fébrifuges. — Substances qui chassent la fièvre.

Absinthe,
Aune,
Benoîte,
Camomille,
Centaurée (petite),
Chausse-trape,
Digitale,
Frêne,
Gentiane,
Lichen d'Islande,
Olivier (écorce),
Persil,
Quinquina,
Saule,
Tanaisie,
Trèfle d'eau.

Fièvre. — Etat maladif caractérisé par une élévation durable de la température du corps, un frisson plus ou moins long et intense, la rapidité et la force du pouls, une soif vive, l'inappétence, la fréquence de la respiration, la lourdeur de tête, l'agitation. Les symptômes variables qui peuvent accompagner ces signes fondamentaux font qu'on distingue plusieurs espèces de fièvres.

Fièvre cérébrale ou *Méningite*. — Inflammation des enveloppes du cerveau, caractérisée d'abord, en plus de la fièvre, par un violent mal de tête, l'insomnie, la rougeur des yeux, les tintements d'oreilles, le délire, les vomissements, la constipation, et quelquefois des convulsions ; plus tard, la somnolence, l'insensibilité, la paralysie progressive, l'engourdissement général. — Sangsues derrière les oreilles, sinapismes aux jambes, vésicatoires derrière le cou, glace sur la tête, purgatifs ; à la première période, antispasmodiques ; dans la deuxième, stimulants.

Fièvre chaude. — Nom vulgaire de la méningite, ou du délire violent qui accompagne la fièvre typhoïde, l'érysipèle, etc.

Fièvres éruptives. — Celles qui s'accompagnent d'éruption à la peau. Ce sont :

La *rougeole* (taches rouges semblables à des morsures de puce, larmoiement, rhume de cerveau, toux) ;

La *scarlatine* (mal de gorge, larges plaques rouge foncé, semblables à des framboises écrasées) ;

La *variole* ou *petite vérole* (douleurs vives dans les reins, boutons rouges, se transformant en ampoules déprimées à leur centre, contenant d'abord un liquide transparent, puis une humeur jaune, qui, en se desséchant, forme des croûtes, souvent suivies de cicatrices) ;

La *varicelle* ou *petite vérole volante* (petites taches rouges, se transformant très vite en vésicules qui renferment une humeur limpide, et disparaissent le quatrième jour sans cicatrice).

Les fièvres éruptives légères ne réclament que le repos au lit et à la chaleur, une demi-diète, des boissons sudorifiques. Graves, elles nécessitent la présence du médecin.

Fièvres intermittentes. — Fièvres causées par les miasmes des marais, revenant par accès que séparent des intervalles égaux et qui se composent de 3 périodes successives (froid, chaleur, sueur). — Pendant les accès, donner successivement des boissons stimulantes (café, thé, camomille) et rafraîchissantes. Dans l'intervalle, quinquina, ou mieux quinine.

Fièvre de lait. — Fièvre légère qui accompagne parfois la montée du lait, et qui disparaît en 24 heures, par un repos complet, une demi-diète, des boissons rafraichissantes.

Fièvre muqueuse, fièvre typhoïde. — Maladie générale, épidémique, grave, qui débute par un malaise général, un frisson, un grand mal de tête, des saignements de nez, l'inappétence, une soif vive ; puis viennent les vomissements, la diarrhée, les coliques, les gargouillements dans le ventre, le délire, un abattement considérable. Le médecin seul peut la soigner.

Flatuosités. — V. Vents, page 154.

Flueurs blanches [*leucorrhée*]. — Écoulement spécial au sexe féminin, composé d'un liquide blanc, jaunâtre ou verdâtre, ordinairement visqueux et filant.

Trait. Injections astringentes (surtout avec la bistorte, l'écorce de chêne, les feuilles de noyer, l'ortie blanche, les roses de Provins). A l'intérieur, toniques, amers, stomachiques.

Fluxion de poitrine. — V. Pneumonie, page 149.

Fomentation. — Application d'un topique chaud et liquide sur une partie du corps, au moyen d'une éponge, d'un morceau de flanelle ou d'un linge imbibé de ce liquide. Suivant la nature de celui-ci, les fomentations sont toniques, aromatiques, astringentes, etc. Mais le plus souvent on les fait pour calmer une douleur, une colique, etc.; et le liquide se compose d'une décoction de plantes émollientes ou narcotiques (guimauve, mauve, bourrache, sureau, laitue, belladone, pavot, etc.).

Fondants. — V. Résolutifs, page 150.

Fortifiants. — V. Toniques, page 153.

Fumigation. — Action de diriger sur une partie du corps les vapeurs ou les fumées fournies par une substance quelconque. Les *fumigations émollientes* et *narcotiques* (irritation de la peau) se font avec les vapeurs de l'eau chaude, et celles de décoctions de plantes malvacées et solanées ; les *fumigations excitantes* (goutte, rhumatisme), avec les plantes aromatiques, labiées et synanthérées ; les *fumigations sèches* (maladies chroniques de la peau), en faisant brûler des baies de genévrier ou des branches de sapin.

Furoncle [*clou*]. — Petite tumeur inflammatoire de la peau, de forme conique, à base large, à sommet pointu, d'abord rouge, tendue et démangeante, puis douloureuse, blanchissant à la pointe, et s'ouvrant en laissant échapper, avec un peu d'humeur, une petite masse jaunâtre, spongieuse (*germe* ou *bourbillon*).

Trait. Au début, cataplasmes émollients et adoucissants. Si le clou tarde à blanchir, cataplasmes maturatifs. A l'intérieur, purgatifs, tisanes amères et dépuratives.

Gale. — Maladie contagieuse de la peau, causée par un animal parasite (*acare* ou *sarcopte*), surtout fréquente aux mains, aux pieds et à la poitrine, provoquant d'abord de très vives démangeaisons, puis des éruptions de taches rouges et de petits boutons.

Trait. Après une friction générale avec le savon noir, le malade séjourne pendant une heure dans un bain tiède; au sortir du bain, nouvelle friction de tout le corps (la tête exceptée) avec l'essence de térébenthine ou avec une pommade soufrée. Pour prévenir le retour de la maladie, les vêtements doivent être lavés, passés au soufre, et séjourner dans une étuve chauffée à 100°.

Gangrène. — Etat d'une partie du corps qui est privée de vie, froide, brunâtre, insensible, gonflée de liquide fétide (*gangrène humide*), ou dure et racornie (*gangrène sèche*).

Trait. Pansements antiseptiques (alcool camphré, poudre de quinquina, jus de citron, vin aromatique) ; cautérisation. A l'intérieur, toniques et reconstituants (quinquina, grogs, viande crue, etc.).

Gargarisme. — Liquide qu'on promène dans la bouche et la gorge, en l'agitant en tout sens pendant qu'on tient la tête renversée en arrière, et qu'on rejette ensuite sans en rien avaler. Les *gargarismes adoucissants et émollients* (inflammation aiguë et très douloureuse de la bouche ou de la gorge) se composent de figues bouillies dans le lait, d'eau tiède additionnée de sirop de gomme, de lait d'amandes, d'une décoction de racine de guimauve, de feuilles de laitue, d'orge, sucrée avec le miel blanc ou le sirop d'orgeat. Les *gargarismes astringents* (inflammation peu douloureuse, à son début ou à son déclin) se préparent en faisant bouillir les pétales de roses rouges, les feuilles de ronce ou de noyer, dans l'eau, et sucrant avec le miel rosat ou le sirop de mûres.

Gastralgie. — V. CRAMPES D'ESTOMAC, page 130.

Gastrite. — Inflammation aiguë ou chronique de l'estomac, causée par un coup sur l'épigastre, un empoisonnement, l'abus des boissons spiritueuses, des aliments âcres ou épicés, du tabac; caractérisée par une douleur obscure et sourde, ou vive et lancinante, au creux de l'estomac, l'inappétence, la soif, la lenteur de la digestion, le hoquet, les vomissements.

Trait. Dans la gastrite aiguë, repos, diète ou régime lacté, purgatif ou vomitif, vésicatoire au creux de l'estomac, glace à l'intérieur si les douleurs sont vives et les vomissements fréquents. Dans la gastrite chronique, même traitement que dans la dyspepsie.

Gaz intestinaux. — V. VENTS, page 154.

Gerçures ou **Crevasses.** — Petites fentes longitudinales, douloureuses, parfois saignantes, qui se produisent aux mains et aux lèvres sous l'influence du froid, à l'aîne, au jarret, à l'aisselle, chez les personnes atteintes d'eczéma, au sein chez les femmes qui nourrissent pour la première fois.

Trait. Pour les crevasses dues au froid ou à l'eczéma, assouplir la peau par des applications de cold-cream, de cérat bien frais, de pommade rosat, et mieux encore de glycérine ; s'abstenir d'eau tiède ou chaude pour la toilette. Au sein, lotions astringentes avec le vin rouge, l'infusion de roses de Provins, la décoction de feuilles de noyer, le cachou.

Gomme. — V. ACACIA, page 76.

Goudron. — V. PINS, page 35.

Gourmes [*croûtes de lait*]. — Eruption de la peau, qui se montre chez les jeunes enfants, à la face et au cuir chevelu, sous forme de petits boutons pleins d'humeur, lesquels donnent lieu à un suintement liquide qui forme des croûtes grisâtres ou jaunâtres, d'odeur fade.

Trait. Contrairement au préjugé vulgaire, il faut chercher à guérir les gourmes le plus tôt possible. Purgatifs fréquents et doux (manne, sirop de chicorée, huile de ricin). Bains de son ou d'amidon. Cataplasmes de fécule de pommes de terre ou de farine de riz (plutôt que de farine de lin). Laver la tête avec de l'eau de Cologne étendue d'eau. Huile de foie de morue à l'intérieur.

Goutte. — Maladie qui siège dans les jointures, comme le rhumatisme, mais en diffère en ce qu'elle est plus souvent héréditaire, plus fréquente chez l'homme que chez la femme, provoquée par la bonne chère (et non par le froid) en ce qu'elle atteint les petites jointures (pieds et mains) plutôt que les grandes, et qu'elle y détermine la formation de concrétions dures, calcaires.

Trait. Au moment de l'attaque, repos complet au lit, enveloppement de la jointure malade avec une flanelle imbibée de laudanum ou d'huile de camomille camphrée, et avec la ouate ; frictions avec les mêmes liquides, ou fumigations avec les feuilles de belladone ou de tabac bouillies dans l'eau. Dans l'intervalle, éviter les excès ; colchique, sceau de Salomon, sel de Vichy ; diurétiques, sudorifiques.

Gravelle. — Maladie héréditaire, causée par le défaut d'exercice et l'alimentation trop abondante, caractérisée par la présence d'une poudre rouge ou de graviers dans l'urine, et par une sensation de gêne, de pesanteur, ou de douleur, dans les reins.

Trait. Exercice au grand air, régime rafraîchissant. Frictions sèches sur tout le corps et bains de vapeur. Diurétiques, térébenthine, goudron.

Grippe. — Maladie épidémique, caractérisée par la fièvre, l'abattement, l'affaiblissement, la courbature, le mal de tête, la soif, l'inappétence, le rhume de cerveau et de poitrine, le mal de gorge.

Trait. Vomitif ou purgatifs légers. Tisanes chaudes et sudorifiques. Fébrifuges. Amers et toniques. Sinapismes et vésicatoire sur la poitrine si la toux et l'oppression sont intenses.

Haut mal. — V. ÉPILEPSIE, page 136.

Hémorragie. — Sortie d'une certaine quantité de sang hors de ses vaisseaux. Tantôt ceux-ci sont rompus par une piqûre ou une coupure, et le sang s'écoule immédiatement au dehors *(hémorragie externe* ou *traumatique)*. Tantôt le sang ne sort qu'après s'être accumulé dans les fosses nasales *(saignement de nez* ou *épistaxis)*, dans l'estomac *(vomissement de sang)*, dans les bronches *(crachement de sang)*, dans l'intestin *(hémorragie intestinale)*. Quelquefois enfin il ne se répand pas à l'extérieur *(apoplexie cérébrale)*.

Trait. Pour les *hémorragies externes*, laver d'abord la plaie avec de l'eau très froide, pure ou additionnée de vinaigre ou d'alcool; puis appliquer sur la surface saignante une substance spongieuse et absorbante (amadou, lycopode, lycoperdon, amidon, charpie, toile d'araignée), qu'on serre assez fortement. Pour les *saignements de nez*, glace sur la tête, injections froides et astringentes dans le nez, boucher les narines avec l'amidon ou la charpie. Pour les *crachements* et les *vomissements de sang*, repos absolu, régime lacté, glace à l'intérieur, boissons froides et astringentes. Pour l'*hémorragie intestinale*, lavements astringents.

Hémorroïdes. — Tumeurs formées par la dilatation des veines de la partie terminale de l'intestin, visibles à l'extérieur *(hémorroïdes externes)* ou situées plus haut que l'anus *(hémorroïdes internes)*, causant seulement de la gêne et des démangeaisons à l'anus, ou provoquant de véritables souffrances et l'écoulement d'une quantité de sang plus ou moins abondante.

Trait. Purgatifs doux souvent répétés. Tous les matins, bain de siège et lavements composés d'eau froide, ou d'un liquide froid et astringent (eau de ratanhia, de bistorte, de tormentille, d'écorce de chêne, etc.). Si les douleurs sont vives, fumigations et cataplasmes adoucissants.

Hernie. — Saillie formée par l'intestin sous la peau de l'ombilic *(hernie ombilicale)* ou de l'aîne *(hernie inguinale)*. Il est indispensable de porter pendant la journée un bandage élastique, fait sur mesure et bien appliqué : sans quoi, la hernie s'enflamme, s'étrangle ; la mort peut en être la conséquence.

Hoquet. — Secousse brusque, convulsive, involontaire, du ventre et de la poitrine, résultant de la contraction soudaine du muscle (diaphragme) qui sépare ces deux cavités, et pouvant, en se répétant, devenir très douloureuse. La menthe, la mélisse, les antispasmodiques, la font cesser.

Humeurs froides. — V. SCROFULE, page 153.

Hydropisie. — Accumulation anormale de liquide en un point du corps, spécialement au niveau du ventre. On dit qu'il y a *anasarque,* quand le tronc et les membres sont infiltrés à la fois; *œdème,* quand l'hydropisie est limitée et partielle.

Trait. Les diurétiques, les purgatifs et les sudorifiques, sont toujours indiqués; mais l'hydropisie étant ordinairement le signe d'une maladie du cœur, du foie ou des reins, il faut en même temps soigner cette maladie.

Hystérie [*attaque de nerfs, vapeurs*]. — Maladie nerveuse, propre au sexe féminin, caractérisée tantôt par la mobilité et l'étrangeté des idées, la facilité des pleurs et du rire, des névralgies et des douleurs violentes dans la tête, l'insensibilité d'une moitié du corps; tantôt par des accès, consistant dans la sensation d'une boule qui, partie de l'estomac, semble remonter vers le cou où elle produit une sorte d'étouffement, dans la perte de connaissance et de violentes convulsions.

Trait. Au moment de l'accès, desserrer les vêtements de la malade, lui asperger la figure d'eau fraîche, lui faire respirer de l'éther. Dans l'intervalle, hydrothérapie, antispasmodiques, toniques.

Ictère. — V. JAUNISSE, page 144.

Inappétence. — V. APPÉTIT, page 124.

Indigestion. — Trouble subit, accidentel et passager, de la digestion.

Trait. S'il y a seulement gêne au creux de l'estomac, renvois, bâillements, faire boire de l'eau de fleur d'oranger ou de l'eau de mélisse, ou une infusion chaude et aromatique (camomille, menthe, tilleul, thé). S'il y a des hoquets, des nausées, provoquer les vomissements par l'eau tiède ou un vomitif. S'il y a des coliques vives, cataplasmes et lavements émollients et adoucissants.

Infusion. — Opération qui consiste à verser de l'eau bouillante sur une substance végétale dont on veut extraire les principes actifs, et à laisser refroidir; ou à jeter cette substance dans l'eau bouillante, retirer aussitôt le vase du feu et le tenir bien couvert.

Injection. — Action d'introduire un liquide dans une cavité du corps (nez, oreilles, etc.), à l'aide d'une seringue ou d'un irrigateur: le lavement est une injection intestinale. Le liquide varie suivant le but qu'on se propose: eau, infusion ou décoction de plantes émollientes, narcotiques, astringentes, etc.

Insomnie. — Si le défaut de sommeil dépend d'une digestion difficile, stomachiques, aromatiques. S'il est causé par la fièvre, fébrifuges. S'il est d'origine purement nerveuse, antispasmodiques. S'il est entretenu par une douleur, narcotiques.

Ivresse. — Chercher d'abord à provoquer les vomissements par l'eau tiède et un vomitif; puis faire boire 8 à 10 gouttes d'ammoniaque (alcali volatil) dans un demi-verre d'eau sucrée; sinapismes aux jambes.

Jaunisse [*ictère*]. — Coloration jaune de la peau, de l'œil, de la langue, des lèvres, avec démangeaisons, rareté et rougeur de l'urine, amertume du goût, digestions difficiles, constipation, qui peut paraître après une émotion vive, mais dépend plus souvent d'une maladie de foie.

Trait. Régime rafraîchissant, végétal et lacté. Purgatifs répétés (rhubarbe et aloès surtout). Diurétiques. Boissons rafraîchissantes. Grands bains tièdes.

Jus d'herbes. — V. Suc d'herbes, page 152.

Lait. — V. Antilaiteux, page 122, et Fièvre de lait, page 139.

Laryngite. — Inflammation aiguë ou chronique du larynx; causée par l'impression du froid humide, la respiration de vapeurs ou de poussières irritantes; caractérisée par des troubles de la voix, qui devient grave, rauque, voilée (*enrouement*), ou se supprime (*aphonie, extinction de voix*), par une difficulté d'avaler, parfois de la fièvre, de la toux, une douleur au devant du cou.

Trait. Si la laryngite est aiguë et légère, repos, bains de pieds à la farine de moutarde, gargarismes adoucissants. Si elle est plus grave, ajouter les fumigations, les fomentations, les cataplasmes émollients, les sangsues au devant du cou. Si elle est chronique, employer la térébenthine, le goudron, les eaux sulfureuses. Le vélar ou herbe aux chantres a une réputation usurpée : toute tisane chaude et sudorifique est aussi utile.

Lavement. — Injection faite dans l'intestin, par l'anus, au moyen d'une seringue ou d'un irrigateur. Pour prendre un lavement, il faut se coucher d'abord sur le dos, puis, quand les trois quarts du liquide ont pénétré, sur le côté droit, pour introduire le dernier quart. Les *lavements entiers* (500 à 1,000 gr.) servent à nettoyer l'intestin et peuvent être rendus de suite; les *demis* et *quarts* (250 et 125 gr.) s'emploient pour faire pénétrer une substance active, et doivent être gardés plusieurs minutes.

Lavements astringents (diarrhée et dysenterie chronique, hémorragie de l'intestin), — Infusion de bistorte, de roses pâles, de ratanhia (10 gr. p. 250 gr. d'eau).

Lavements calmants et émollients (coliques, inflammation d'intestin). — Amidon, guimauve, mauve, pavot, graine de lin, feuilles de laitue, bouillis dans l'eau.

Lavements laxatifs. — 1 à 2 grandes cuillerées d'huile d'olives ou d'amandes douces, de gros miel ou de miel de mercuriale, p. 3 à 400 gr. d'eau.

Lavements purgatifs. — Infusion de feuilles de séné (10 à 15 gr.), ou sel commun (30 gr.), p. 500 gr. d'eau.

Lavement simple (constipation habituelle). — Eau pure froide ou dégourdie, 1 litre.

Lavements vermifuges. — Aloès, 5 gr., p. 500 gr. d'eau de son ; ou semen-contra, 3 gr., p. 100 gr. d'eau bouillante.

Laxatifs. — V. Purgatifs, page 149.

Leucorrhée. — V. Flueurs blanches, page 139.

Limonade. — V. Citron, page 64.

Macération. — Opération qui consiste à laisser une substance végétale en contact avec un liquide froid (eau, vin, vinaigre, alcool) pendant un temps plus ou moins long, pour que le liquide se charge des principes actifs de la plante.

Mal d'aventure. — V. Panaris, page 147.

Mal de dents. — V. Dents, page 132.

Mal de gorge. — V. Angine, page 122.

Mal de tête [*céphalalgie*]. — S'il existe seul, sans autres symptômes, le repos physique et moral, une tisane chaude et aromatique (camomille, tilleul, feuille d'oranger), l'application sur la tête de compresses imbibées d'eau sédative, des sinapismes aux jambes ou un bain de pieds bien chaud, le dissipent. S'il dépend d'une constipation prolongée ou d'une indigestion, s'il est de nature névralgique ou migraineuse, s'il est l'indice d'une méningite, d'une fièvre typhoïde, d'une congestion, etc., ce sont ces états et maladies qu'il faut soigner (v. Constipation, etc.).

Maladies de peau. — V. Peau, page 147.

Masticatoires. — Substances qu'on mâche pour exciter la sécrétion de la salive (maux de dents, inflammation de la bouche, de la gorge) ou pour parfumer l'haleine : angélique, impératoire, passerage, persicaire, pyrèthre, raifort.

Maturatifs. — Topiques excitants qu'on emploie pour hâter la suppuration d'un abcès ou d'un clou, et les amener à maturité : ail, levain, lis blanc, oignon, oseille, poireau.

Méningite. — V. Fièvre cérébrale, p. 138.

Migraine. — Douleur vive, n'occupant qu'un des côtés de la tête ou au moins plus prononcée d'un côté, donnant la sensation d'une barre sur le front, les tempes, les yeux, sujette à des retours périodiques, et s'accompagnant souvent de nausées, de vomissements, et d'un extrême malaise.

Trait. Au moment des crises, repos complet, dans la position horizontale, dans une pièce obscure ; compresses d'eau froide, d'eau sédative ou d'eau de Cologne, sur la tête ; café, thé, tisane de tilleul et de feuille d'oranger. Dans l'intervalle, hydrothérapie, exercice, purgatifs ; toniques chez les anémiques ; amers et stomachiques chez les dyspeptiques, etc.

Morsure. — V. Plaies, page 148.

Mucilage. — Substance analogue à la gomme, qui rend visqueuse et filante l'eau à laquelle elle est mélangée, et qui est abondante dans la racine de guimauve et de grande consoude, la graine de lin, les semences de coing, la mousse perlée, etc. Ces plantes sont dites *mucilagineuses* : on les emploie en lavements, lotions, fomentations, tisanes, à titre d'adoucissants et d'émollients.

Muguet [*millet, blanchet*]. — Inflammation spéciale de la bouche, constituée par le développement d'un petit champignon parasite, surtout fréquente chez les enfants affaiblis, et caractérisée par des petits points blancs, opaques, qui forment des plaques irrégulières.

Trait. Se garder d'introduire dans la bouche aucun liquide acide (limonade, citron, etc.) qui ferait pulluler le champignon. Badigeonner les surfaces malades avec un pinceau imbibé du mélange suivant : borax, 4 gr.; glycérine, 30 gr.

Narcotiques. — Substances qui ont la propriété d'assoupir : c'est en procurant le sommeil qu'elles apaisent la douleur, ce qui les fait ranger parmi les calmants. Le coquelicot, la cynoglosse, la laitue, le pêcher, sont des narcotiques inoffensifs, mais aussi peu actifs. Au contraire les narcotiques vraiment efficaces, belladone, ciguë, jusquiame, morelle, pavot, tabac, sont des substances dont l'usage interne est dangereux : il faut donc ne les délivrer qu'en petite quantité, et, sauf avis contraire du médecin, conseiller de ne les employer qu'à l'extérieur, pour lotions, fomentations, etc.

Névralgie. — Douleur revenant par accès, suivant le trajet d'une branche nerveuse et de ses ramifications, présentant de temps à autre des élancements ou éclairs, exaspérée par la plus légère pression exercée sur certains points du nerf.

Trait. Appliquer sur la région douloureuse un ou plusieurs sinapismes, ou un vésicatoire, ou un topique rubéfiant. Frictions avec l'essence de térébenthine, l'huile d'amandes douces, l'huile de camomille camphrée. Fomentations et fumigations narcotiques. Douches et bains sulfureux ou de vapeur. A l'intérieur, antispasmodiques, essence de térébenthine.

Œdème. — V. HYDROPISIE, page 142.

Ophtalmie. — Nom commun aux inflammations oculaires, dans lesquelles l'œil est rouge et douloureux. En pareil cas, il ne faut pas tarder à consulter un spécialiste : en attendant, sinapismes aux jambes, bandeau sur l'œil, lotions avec un liquide tiède et aromatique (thé léger, camomille, fleurs de sureau, etc.).

Oreillons. — Maladie contagieuse et épidémique, sans gravité, caractérisée par le gonflement de la région de la face située en avant de l'oreille et de la partie voisine du cou.

Trait. Eviter le froid et l'humidité. Ouate ou flanelle sur les joues. Purgatifs légers. Demi-diète, boissons rafraîchissantes.

Pâles couleurs. — V. CHLOROSE, page 127.

Palpitations [*battements de cœur*]. — Accroissement anormal de la force et du nombre des battements cardiaques, causé par la marche, l'effort, une montée rapide, l'abus des alcools, du café, du thé, du tabac, l'anémie, la chlorose, les maladies de cœur.

Trait. S'abstenir de café, de tabac, d'alcool. Toniques, hydrothérapie, chez les anémiques. Tisane de muguet, antispasmodiques, chez les sujets nerveux. Digitales et diurétiques, dans les maladies de cœur.

Panaris. — Inflammation des doigts de la main, succédant ordinairement à une piqûre ou à une coupure, caractérisée par une douleur très vive, avec élancements insupportables, gonflement et rougeur du doigt, et se terminant le plus souvent par une suppuration abondante. Le *mal d'aventure* ou *tourniole* est une inflammation superficielle, limitée à la racine de l'ongle, dont elle fait ordinairement le tour.

Trait. Garder le doigt immobile ; le plonger plusieurs fois par jour, pendant une demi-heure, dans un bain tiède d'eau de sureau, de guimauve, de laitue, de belladone ; dans l'intervalle, cataplasmes adoucissants. Presque toujours, l'incision chirurgicale est nécessaire.

Paralysie. — Diminution ou abolition du mouvement et de la sensibilité dans une partie ou la totalité du corps. Elle est consécutive à l'apoplexie, la congestion cérébrale, le ramollissement du cerveau, les maladies de la moelle épinière, un refroidissement, etc.

Trait. Soigner d'abord les causes. Puis, frictions stimulantes (alcool camphré, essence de térébenthine) ; douches et bains de vapeur, vésicatoires ; emploi médical de l'électricité.

Peau (Maladies de). — Eruptions extrêmement variables dans leurs manifestations (v. DARTRES, page 131, ECZÉMA, page 134, GALE, page 139, TEIGNE, page 153, URTICAIRE, page 154).

Trait. S'abtenir de café, vin pur, liqueurs, mets épicés, salés, fumés, vinaigrés, charcuterie, gibier, poisson de mer, moules, huitres, homards, fraises. Purgatifs doux, répétés deux fois par semaine. Tisanes amères et dépuratives (houblon, gentiane, salsepareille, saponaire, quassia). Diurétiques. A la période d'inflammation et de cuisson, bains de son ou d'amidon ; cataplasmes de fécule de pomme de terre ou de farine de riz ; poudres d'amidon, de riz, de lycopode ; lotions avec l'eau de laitue, de guimauve, de sureau. Quand l'inflammation est tombée, bains alcalins, sulfureux, de vapeur ; pommades au soufre et au goudron.

Pectoraux ou **Béchiques.** — Substances propres à combattre le rhume de poitrine et autres affections des poumons, à calmer la toux.

Espèces pectorales: capillaire, hysope, lierre terrestre, véronique.

Fleurs pectorales (quatre fleurs): bouillon-blanc, coquelicot, mauve, violette.

Fruits pectoraux (quatre fruits) : dattes, figues, jujubes, raisins secs.

La guimauve, le pas d'âne, le pied-de-chat, le pulmonaire, la réglisse, sont également pectoraux.

Perte de connaissance [*évanouissement, défaillance*]. — Etat dans lequel les facultés de l'esprit cessent tout à coup de se manifester, en même temps que la sensibilité et le mouvement sont diminués ou abolis momentanément.

Même traitement que dans la *syncope* (v. ce mot).

Pertes. — Ecoulement de sang par l'utérus, trop abondant ou trop prolongé, ou apparaissant dans l'intervalle des époques ordinaires.

Trait. Repos complet, absolu, au lit, dans une position horizontale. Injections avec l'eau fraîche, pure ou additionnée de vinaigre, ou dans laquelle on a fait bouillir une plante astringente (écorce de chêne, feuille de noyer, bistorte, consoude, fraisier, ratanhia, roses rouges, feuilles de vigne). Si les pertes se prolongent, consulter un médecin.

Petite vérole. — V. Fièvres éruptives, page 138.

Phtisie pulmonaire. — Maladie chronique du poumon, consistant en une désorganisation progressive de ce viscère par de petites granulations spéciales appelées *tubercules*, et caractérisée surtout par la toux, les crachements de sang, l'expectoration jaune verdâtre, la fièvre habituelle, l'oppression, les sueurs, l'affaiblissement.

Trait. Le médecin seul est capable de reconnaître et de soigner sérieusemeut la phtisie. L'hygiène tient une place importante dans ce traitement : viande saignante, bon vin, habitation dans les climats chauds et tempérés. Puis viennent les révulsifs répétés sur la poitrine, les frictions alcooliques ou térébenthinées sur tout le corps. A l'intérieur, huile de foie de morue, toniques, amers, pectoraux ; expectorants si la toux est sèche ; fébrifuges en cas de fièvre et de sueurs, etc.

Piqûres. — V. Plaies.

Plaies. — Solutions de continuité produites dans les parties molles du corps par les instrumenrs tranchants *(coupures)* ou piquants *(piqûres)*, par les *armes à feu*, ou par *morsure*.

Trait. Si les coupures ou piqûres sont peu étendues et peu profondes, laver la plaie à grande eau, y appliquer les absorbants externes (amadou, etc.) jusqu'à ce que le sang soit complètement arrêté ; puis réunir les bords avec du taffetas d'Angleterre ou du diachylum. Si la plaie est profonde, si ses bords sont écartés et irréguliers, comme il arrive en cas de morsure, se garder de les réunir ; couvrir la plaie d'un pansement antiseptique, fait avec un linge imbibé d'eau-de-vie camphrée et couvert de taffetas gommé. Agir de même en cas de plaie par arme à feu, en attendant le chirurgien, qui seul peut chercher et extraire les projectiles, ou arrêter l'hémorragie dans les autres plaies. En cas de morsure par un animal enragé ou venimeux (vipère), laver la plaie à grande eau, appliquer au-dessus d'elle un lien fortement serré, et la cautériser avec un fer rougi au feu. N'employer les vulnéraires et les stimulants que si le blessé est dans un état d'accablement profond.

Pleurésie, Pneumonie. — La pleurésie est l'inflammation de la membrane, nommée *plèvre*, qui enveloppe le poumon ; la pneumonie (ou *fluxion de poitrine*) est l'inflammation du poumon lui-même. Les deux maladies, ordinairement causées par un refroidissement, débutent par du frisson, de la fièvre, un point de côté, une grande gêne de la respiration, de la toux. Les différences sont fournies par l'auscultation et la percussion pratiquées par le médecin, qui seul aussi peut diriger le traitement. En l'attendant, faire garder au malade le lit et la diète, lui faire boire des tisanes chaudes, pectorales et sudorifiques (fleurs pectorales, bourrache), appliquer un cataplasme de farine de moutarde sur le point douloureux.

Poux. — Le préjugé populaire d'après lequel la suppression des poux pourrait amener une maladie grave est absurde. Il faut détruire les poux de tête en coupant les cheveux d'abord, puis en étendant une bonne couche d'huile d'amandes douces, et en faisant un lavage avec un demi-litre d'eau contenant 10 gr. de cristaux de soude ; — et les poux du corps, en prenant quelques bains sulfureux, ou des bains alcalins suivis de lotions avec l'eau de savon. La poudre de staphysaigre, les décoctions de rue et de tabac, peuvent aussi être employées, à condition qu'il n'y ait aucune écorchure à la peau.

Purgatifs. — Suivant leur énergie, les purgatifs sont rangés en trois classes :

Purgatifs doux ou *laxatifs*, réservés aux enfants et aux adultes dont l'intestin est irrité ou qui sont forcés d'y avoir recours fréquemment (huile d'amandes douces, sirop de chicorée, mauve, mercuriale, tamarin).

Purgatifs forts ou *drastiques*, utiles dans les maladies des yeux, du cerveau, l'hydropisie (colchique, euphorbe, coloquinte, gommegutte, jalap, scammonée) ;

Purgatifs moyens ou *cathartiques*, employés dans les autres cas.

Agaric blanc,	Buis,	Coloquinte,
Aloès,	Carotte,	Croton,
Amandes (huile),	Carthame,	Epine-vinette,
Arum,	Casse,	Eupatoire,
Bétoine,	Chélidoine,	Euphorbe,
Bourgène,	Chicorée,	Fenugrec,
Bryone,	Colchique,	Fusain,

Garou,	Liseron,	Raisins frais,
Genêt,	Manne,	Rhubarbe,
Globulaire,	Mercuriale,	Ricin,
Gratiole,	Moutarde blanche,	Scammonée,
Houx,	Nerprun,	Séné,
Iris,	Olives (huile),	Sureau,
Jalap,	Pêcher,	Tamarin,
Lin,	Polypode,	

Rafraichissants. — Substances propres à calmer la soif et à diminuer la fièvre.

Airelle,	Epine-vinette,	Mûres,
Alkekenge,	Fraises,	Oranges,
Chiendent,	Framboises,	Oseille.
Citron,	Groseilles,	Ronces.

Règles. — La surabondance de l'écoulement menstruel se nomme *pertes* (v. ce mot). On dit qu'il y a *aménorrhée*, quand les règles sont supprimées (hors l'état de grossesse); *dysménorrhée*, quand l'écoulement sanguin est peu abondant, difficile, douloureux.

Trait. Dans ces deux derniers cas, employer les amers, les toniques et le fer, si les troubles des règles dépendent d'un état anémique ou chlorotique; les antispasmodiques, s'il y a un état nerveux très prononcé; les emménagogues, les sinapismes aux extrémités inférieures, si l'arrêt des règles est dû à l'impression du froid.

Résolutifs. — On nomme *résolutifs* ou *fondants* les substances qui, prises à l'intérieur ou employées comme topiques, sont supposées propres à faire disparaître les engorgements. Tels sont l'ache, l'alliaire, la bardane, la carotte, le garou, la farine d'orge, l'origan, l'oseille, le souci, le varech (v. ENGORGEMENTS, page 136).

Révulsifs. — V. DÉRIVATIFS, page 132.

Rhumatisme. — Inflammation douloureuse des articulations, maladie un peu différente de la goutte, mais nécessitant le même traitement (V. GOUTTE, page 141).

Rhume de cerveau. — V. CORYZA, page 130.

Rhume de poitrine. — V. BRONCHITE, page 125.

Rougeole. — V. FIÈVRES ÉRUPTIVES, page 138.

Rubéfiants et **Vésicants**. — Substances qu'on applique sur la peau, à titre de dérivatifs ou de révulsifs, pour y attirer le sang d'une autre partie du corps. La rubéfaction est la congestion passagère de la peau, qui devient plus rouge qu'à l'état normal; la vésication consiste, en outre, dans le soulèvement de l'épiderme, qui forme une ampoule pleine de liquide. Un même agent peut être rubéfiant ou vésicant, suivant la durée du temps d'application.

Aconit,	Clématite,	Moutarde noire,
Ail,	Croton,	Oignon,
Alliaire,	Ellébore,	Ortie,
Anémone,	Euphorbe,	Passerage,
Arum,	Garou,	Persicaire,
Bryone,	Lis,	Renoncule.
Chélidoine,		

Saignement de nez. — V. HÉMORRAGIE, page 142.

Scarlatine. — V. FIÈVRES ÉRUPTIVES, page 138.

Scorbut. — Maladie épidémique et contagieuse, qui reconnaît pour causes l'usage prolongé et exclusif de conserves et de viandes salées, l'encombrement, les fatigues excessives, et qui est caractérisée par un affaiblissement notable des forces et par des hémorragies se faisant par diverses voies (état saignant des gencives, plaques rouges de la peau, saignements de nez, crachements ou vomissements de sang).

Trait. Toniques et amers. Bon régime alimentaire, composé de viande fraîche et de végétaux frais, de légumes et de fruits acides, pommes de terre crues, oseille, chicorée, oranges, et surtout citrons, dont le jus est aussi efficace que les plantes dites *antiscorbutiques*.

Scrofule. — Maladie générale, chronique, ayant pour principal caractère l'engorgement des glandes du cou (et aussi ·de l'aîne et de l'aisselle), qui deviennent dures et volumineuses, puis rougissent, se ramollissent, et finissent par s'ouvrir, en donnant issue à un pus peu épais et en laissant des cicatrices à bords irréguliers (*abcès froids, humeurs froides, écrouelles*).

Trait. — Topiques fondants et résolutifs sur les engorgements glandulaires ; bains salés, bains de mer ; gymnastique ; frictions stimulantes, alcooliques ou térébenthinées, sur tout le corps. A l'intérieur, huile de foie de morue, amers, toniques. Régime alimentaire fortifiant.

Sédatifs. — V. CALMANTS, page 126.

Sinapismes. — V. MOUTARDE NOIRE, page 52.

Sirop. — Liquide épais qui résulte de l'union de certaines substances avec une quantité de sucre égale, en général, aux deux tiers du poids total. Le *sirop simple* ou *sirop de sucre* se prépare en délayant un blanc d'œuf dans 6 litres d'eau ; mélangeant, dans une bassine de cuivre, les deux tiers de cette eau avec 1 kilogr. de sucre, ajoutant 1 litre d'eau ordinaire, chauffant peu à peu en remuant de temps en temps ; quand le sucre est fondu et que le liquide commence à bouillir, on ajoute par portions le reste de l'eau de blanc d'œuf, on écume, et on continue à chauffer jusqu'à ce que le liquide, pris dans une cuillère et versé goutte à goutte, prenne la forme d'une perle.

Les *sirops de cerises, citrons, coings, framboises, grenades, groseilles, mûres, oranges, vinaigre-framboisé,* s'obtiennent en faisant fondre à une douce chaleur, dans une bassine d'argent ou un vase émaillé, 950 gr. de sucre blanc dans 500 gr. de suc de fruits, remuant, chauffant comme précédemment jusqu'à ce que le liquide ait la consistance voulue, et passant sur un filtre en papier.

Son. — V. Blé, page 25.

Spasmes. — V. Antispasmodiques, page 123.

Sternutatoires. — Substances qui, réduites en poudre et prisées, provoquent l'éternuement, ce qui les fait employer utilement pour dégager la tête dans certains cas de coryza, céphalalgie, migraine. Ce sont les feuilles d'arnica, d'asaret, de bétoine, d'ellébore blanc et noir, d'euphorbe, de tabac, les fleurs de muguet.

Stimulants ou **Excitants.** — Substances qui excitent l'action des divers organes de l'économie, d'une façon plus ou moins prompte et énergique, mais toujours manifeste.

Absinthe,	Camomille,	Oignon,
Ail,	Carvi,	Origan,
Ambroisie,	Coriandre,	Passerage,
Aneth,	Cumin,	Persicaire,
Angélique,	Fenouil,	Romarin,
Anis,	Genévrier,	Roseau aromatique,
Aristoloche,	Impératoire,	Sabine,
Armoise,	Lavande,	Safran,
Arnica,	Marrube blanc,	Sauge,
Asaret,	Matricaire,	Serpolet,
Aunée,	Mélisse,	Tanaisie,
Ballote,	Menthe,	Térébenthine,
Boucage,	Moutarde noire,	Thym.
Calament,	Myrte,	

Stomachiques ou **Digestifs.** — Substances qui favorisent les fonctions de l'estomac, et sont propres à combattre les troubles digestifs. On les prend parmi les amers (aloès, chicorée, columbo, gentiane, houblon, quassia, rhubarbe), ou parmi les carminatifs et les stimulants (aneth, angélique, anis, badiane, carvi, coriandre, mélisse, menthe).

Suc ou **Jus d'herbes.** — Liquide dépuratif, qu'on obtient en pilant par parties égales, dans un mortier de marbre, les feuilles fraîches de chicorée, de cresson, de fumeterre et de laitue, et filtrant le suc au papier, dans un endroit frais.

Le *suc antiscorbutique* se prépare de la même façon, avec parties égales de feuilles de cochléaria, cresson et trèfle d'eau.

Sudorifiques. — Substances qu'on emploie pour provoquer la sueur, au début des fièvres éruptives, dans les rhumes de cerveau et de poitrine, les maladies de peau, la grippe, le rhumatisme, après un refroidissement.

Agripaume,	Caille-lait,	Laurier,
Arum,	Canne de Provence,	Pervenche,
Aunée,	Gaiac,	Peuplier noir,
Bardane,	Garou,	Roseau aromatique,
Bourrache,	Genévrier,	Salsepareille,
Buglosse,	Hièble,	Saponaire,
Buis,	Laiche des sables,	Sureau.

Syncope. — Perte subite et complète de l'intelligence, de la sensibilité et du mouvement, avec interruption momentanée des mouvements respiratoires, et faiblesse des battements du cœur si prononcée que la main placée sous le sein gauche ne les sent pas. L'état nommé *défaillance* ou *évanouissement* a les mêmes caractères, mais moins prononcés.

Trait. Dans les deux cas, coucher le malade horizontalement, la tête basse, et desserrer ses vêtements ; asperger la figure d'eau froide ; faire respirer de l'eau de Cologne, du vinaigre, de l'éther ; faire boire un liquide stimulant (mélisse, menthe).

Teigne. — Maladie contagieuse du cuir chevelu, causée par la présence d'un champignon dans la racine des cheveux : ceux-ci tombant par places, laissent de larges surfaces dénudées, de couleur ardoisée ou gris jaunâtre, qui se couvrent de croûtes, et deviennent le siège de cuissons et de démangeaisons.

Trait. Commencer par extirper les cheveux malades en les épilant ; puis faire tomber les croûtes à l'aide de cataplasmes de fécule de pomme de terre, et nettoyer soigneusement la peau avec l'eau de savon ; enfin étendre une pommade contenant 1 à 3 gr. de fleur de soufre p. 30 gr. d'axonge.

Ténia. — V. Vermifuges, page 154.

Térébenthine. — V. Pins, page 35.

Toniques ou **Fortifiants.** — Substances qui augmentent le ton, les forces de l'économie, d'une manière lente, mais durable, contrairement aux stimulants ou excitants, qui les relèvent d'une façon rapide, mais fugace.

Aloès,	Houblon,	Quinquina,
Balsamite,	Lichen d'Islande,	Rhubarbe,
Benoite,	Millefeuille,	Saponaire,
Chardon bénit,	Noyer,	Saule,
Columbo,	Orange (écorce),	Scrofulaire,
Fraxinelle,	Patience,	Trèfle d'eau,
Gentiane,	Quassia,	Valeriane.
Germandrée,		

Topiques. — Substances qu'on applique à l'extérieur, sur une région limitée de la peau, et qui, suivant leur nature, agissent comme adoucissants, émollients, fondants, maturatifs, révulsifs, etc.

Tourniole. — V. Panaris, page 147.

Toux. — Symptôme d'une maladie du larynx, des bronches ou du poumon, qu'on calme à l'aide des tisanes pectorales, coupées de lait tiede et sucrées avec le sirop de gomme ou de tolu. Il faut en même temps soigner l'affection d'où la toux dépend.

Tranchées. — V. Colique, page 128.

Ulcère. — Solution de continuité plus ou moins profonde, qui diffère de la plaie en ce que celle-ci, produite par une cause extérieure, tend à la guérison, tandis que l'ulcère tend à se perpétuer sous l'influence de la cause inhérente à l'économie qui l'entretient. Cette cause est le plus souvent la présence de *varices*, c'est-à-dire de veines anormalement dilatées, aux jambes ; parfois, c'est une carie des os, un vice scrofuleux ou cancéreux.

Trait. Pour se préserver des ulcères, tout individu atteint de varices étendues doit porter un bas fait sur mesure, en tissu élastique. Lorsque l'ulcère est formé, à la jambe ou ailleurs, il faut, si ses bords sont rouges et enflammés, garder le repos au lit, et employer les cataplasmes et les lotions émollients ; si l'inflammation n'existe pas, on emploie les topiques antiseptiques, astringents et stimulants.

Urticaire [*fièvre ortiée*]. — Eruption de boutons, blancs au centre, d'un rouge plus ou moins foncé à la périphérie, avec démangeaisons et cuisson insupportables, causée par des piqûres d'insectes, une vive émotion, ou, chez certaines personnes, l'ingestion de poisson de mer, de moules, de charcuterie, de fraises.

Trait. Purgatif ; boissons dépuratives ; régime rafraîchissant. Lotions fréquentes avec l'eau froide coupée de moitié de vinaigre, d'eau de Cologne, d'alcool ; grands bains de son ou d'amidon.

Vapeurs. — V. Hystérie, page 143.

Varices. — V. Ulcère.

Variole. — V. Fièvres éruptives, page 138.

Vents [*gaz*, *flatuosités*]. — Gaz qui s'accumulent dans l'estomac, et surtout dans l'intestin, sous l'influence d'une indigestion, de la dyspepsie, d'un état nerveux comme l'hystérie, ou d'une disposition naturelle de l'organisme. Il en résulte des gargouillements ou borborygmes, du ballonnement du ventre, des coliques venteuses, etc.

Trait. On prévient la formation des gaz en s'abstenant des farineux, en se purgeant fréquemment, en prenant du charbon végétal ; on favorise leur expulsion par l'usage des carminatifs.

Vermifuges. Vers intestinaux. — Les vers qui se trouvent dans l'intestin de l'homme vivant sont de trois sortes :

Le *ténia* ou *ver solitaire*, fréquent surtout chez l'adulte : celui qui en est atteint en rend, de temps à autre, des fragments qui sont d'un blanc jaunâtre, aplatis comme un ruban, composés d'anneaux carrés que des rainures séparent les uns des autres;

L'*ascaride lombricoïde,* qui produit des troubles digestifs (ballonnement du ventre, gargouillements, diarrhée, etc.), et qui est arrondi, rougeâtre, long de 10 à 30 centimèt., avec l'aspect bien connu du ver de terre;

L'*oxyure vermiculaire,* qui provoque des démangeaisons à l'anus, et dont les dimensions sont si exiguës (un demi à un millimètre de longueur) qu'il passerait inaperçu, si sa coloration blanche et ses mouvements rapides n'attiraient l'attention sur lui au moment de son expulsion.

Les *vermifuges* ou *anthelmintiques* sont les substances qui chassent les vers de l'intestin. Ceux qu'on emploie contre le ver solitaire, et qui portent le nom spécial de *ténifuges,* sont le cousso, la fougère mâle, l'écorce de grenadier, les semences de courge. Les autres vermifuges sont l'absinthe, l'ail, l'ailanthe, l'ambroisie, la balsamite, la camomille, la mousse de Corse, la rue, la saline, le semen contra, la tanaisie, la valériane.

Vertiges. — V. Étourdissements, page 137.

Vésicants. — V. Rubéfiants, page 150.

Vomissement de sang. — V. Hémorragie, page 142.

Vomitifs. — Substances qui ont la propriété de faire vomir: utiles dans l'indigestion, l'empoisonnement, l'embarras gastrique, etc.

Asaret,	Colchique,	Iris,
Bétoine,	Fusain,	Joubarbe (petite),
Bourgène,	Genêt,	Narcisse des Prés,
Bryone,	Ipéca.	Violette.

Vulnéraires. — Substances qui, prises en tisanes ou appliquées comme topiques, sont regardés comme propres à guérir les blessures, à prévenir les effets des chocs et contusions. Leur usage n'est indiqué que dans certains cas, et non dans tous (v. Contusion et Plaies, pages 129 et 148).

Absinthe,	Consoude,	Pied-de-chat,
Aigremoine,	Germandrée,	Romarin,
Arnica,	Hysope,	Sauge,
Betoine,	Millefeuille,	Thym,
Bugle,	Origan,	Tussilage,
Calament,	Pervenche,	Véronique.

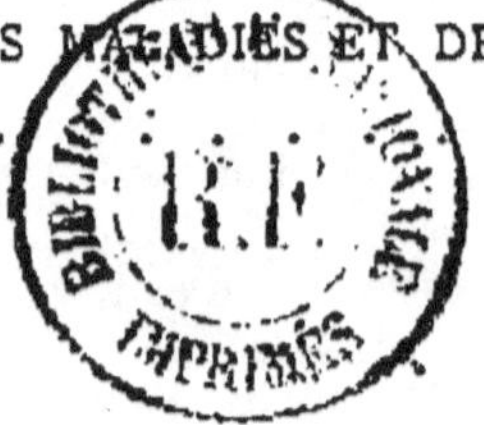

Hachette-BnF s'est donné pour mission de réimprimer à l'identique des œuvres issues du patrimoine historique et littéraire français puisées dans les collections de livres anciens et rares libres de droits de la bibliothèque en ligne de la BnF, Gallica.

Grâce à la technologie de l'impression à la demande, ce sont plus de 260 000 titres qui sont disponibles en fac-similés pour satisfaire les lecteurs éclairés, chercheurs, amateurs et passionnés.

Plus d'infos sur : http://www.hachettebnf.fr

DANS LA MÊME COLLECTION :

Guide élémentaire et pratique pour la fabrication du cidre et du poiré (Éd. 1889)
P.-J. LEFÈVRE

L'Art de greffer les arbres, arbrisseaux et arbustes fruitiers, forestiers (Éd. 1880)
CHARLES BALTET

Le Livre des conserves, ou Recettes pour préparer et conserver les viandes (Éd. 1869)
JULES GOUFFÉ

Le Parfumeur impérial, ou L'art de préparer les odeurs, essences, parfums pommades (Éd. 1809)
C.-F. BERTRAND

Les Plantes bienfaisantes (Éd. 1906)
A. FLEURY DE LA ROCHE

Manuel de l'amateur de truffes ou L'art d'obtenir des truffes, au moyen de plants artificiels (Éd. 1828)
ALEXANDRE MARTIN

Manuel de l'étudiant magnétiseur (Éd. 1868)
LE BARON DU POTET

Manuel de l'herboriste (Éd. 1889)
M. RECLU

Manuel pratique de culture maraichère (Éd. 1863)
COURTOIS-GÉRARD

Manuel pratique du pâtissier-confiseur-décorateur (Éd. 1894)
ÉMILE HÉRISSE

Manuel théorique et pratique du brasseur, ou L'art de faire toutes sortes de bières (Éd. 1828)
FRÉDÉRICK ACCUM

Méthode d'équitation basée sur de nouveaux principes (Éd. 1844)
F. BAUCHER

Nouveau Manuel complet de la fabrication de la vannerie, cannage et paillage des sièges (Éd. 1912)
A. AUDIGER

Nouveau Manuel complet du distillateur liquoriste (Éd. 1918)
LEBEAUD

Horlogerie : outillage et mécanique (Éd. 1891)
V.-A. PIERRET

Petit Cours d'apiculture pratique (Éd. 1874)
CHARLES DADANT

Petit Guide pratique de jardinage (Éd. 1894)
S.-J. MOTTET

Traité de charpente en bois (Éd. 1890)
GUSTAVE OSLET

Traité pratique de la fabrication des eaux-de-vie par la distillation des vins (Éd. 1895)
CH. STEINER

Traité pratique de menuiserie (Éd. 1911)
ÉTIENNE BARBEROT